血液系统疾病护理

王瑞静　马春霞　秦　莹　主编

河南科学技术出版社

·郑州·

图书在版编目（CIP）数据

血液系统疾病护理/王瑞静，马春霞，秦莹主编. —郑州：河南科学技术
出版社，2017.9（2023.3重印）

ISBN 978-7-5349-7571-4

Ⅰ.①血…　Ⅱ.①王…②马…③秦…　Ⅲ.①血液病–护理　Ⅳ.①R473.5

中国版本图书馆CIP数据核字（2017）第082444号

出版发行：河南科学技术出版社
　　　　　地址：郑州市郑东新区祥盛街27号　　　邮编：450016
　　　　　电话：（0371）65737028　65788870
　　　　　网址：www.hnstp.cn
策划编辑：马艳茹　范广红
责任编辑：李明辉
责任校对：张娇娇
封面设计：张　伟
责任印制：张　巍
印　　刷：三河市同力彩印有限公司
经　　销：全国新华书店
开　　本：720 mm×1 020 mm　1/16　印张：12　字数：205千字
版　　次：2023年3月第3次印刷
定　　价：128.00元

《血液系统疾病护理》编写人员名单

主　　审　张建功　罗素霞

名誉主编　刘东英

主　　编　王瑞静　马春霞　秦　莹

副 主 编　严明珠　卫　莉　霍　霞　马　琳

　　　　　侯玉洁　张　静　郭文静　许　斯

编　　者　（按姓氏笔画排序）

　　　　　于　盼　卫　莉　马　琳　马春霞

　　　　　王超杰　王瑞静　白献红　吕海燕

　　　　　任红艳　刘彩莉　许　斯　严明珠

　　　　　李　佳　李　莉　宋军娜　张　静

　　　　　郑会娟　侯玉洁　秦　莹　郭文静

　　　　　职晨阳　霍　霞

编写秘书　王超杰　张　浩

序

随着医学的迅速发展和医学模式的转变，护理人员的社会需求呈现专科化、国际化趋势。为培养出符合社会、医学和护理临床需要的血液专科护理人才，编写一本具有科学性、先进性和实用性的血液科护理书籍迫在眉睫。

鉴于此，本书编者根据其多年来的临床工作经验和体会，结合国内外有关最新文献资料，分工执笔、通力合作，以崭新的视角编写了这本《血液系统疾病护理》。他们具有多年血液科临床一线护理工作经验，在繁忙的临床和管理工作之余完成了本书的编写，可以说是其多年专业知识和实践经验累积的心血之作。

本书通过系统、翔实的文字阐述了血液系统疾病的病因、临床表现、诊断、治疗及护理要点等内容，将理论知识与临床实践相结合，具有较强的指导性、实用性。能帮助读者快速掌握血液科疾病相关知识，了解血液科护理专业发展的新趋势，可作为血液科护理人员及护理院校学生的参考用书。

在本书出版之际，受作者所托为其作序，深感荣幸。希望这本书能够成为读者的良师益友！

宋永平

2017．3

前　言

血液系统疾病尤其是血液肿瘤，严重威胁着大众的生命健康。近年来，随着医学不断进步，血液系统疾病的临床诊断和护理水平也在不断提升。

"三分治疗，七分护理"，科学有效的护理对于促进血液病患者的康复有着重要作用，对血液系统疾病护理的研究也日益受到重视。但目前，业界尚缺乏系统规范的血液疾病护理专业书籍，不利于血液系统疾病护理专业化、规范化发展。

为了提高血液专科护理人员的理论和实践水平，更好地为血液病患者提供优质护理服务，河南省肿瘤医院血液科的医护人员在百忙之中搜集资料、查阅国内外文献及相关专业书籍，关注业界最新进展，结合自身多年血液系统疾病治疗及护理的临床经验，进行充分归纳、总结、分析，编写了《血液系统疾病护理》一书。

这本书最大的特点是具有较强的指导性、实用性。系统地介绍了临床最常见的血液系统疾病，如白血病、淋巴瘤、浆细胞病、骨髓增生异常综合征、造血干细胞移植等疾病患者的护理，以及骨髓及腰椎穿刺技术与护理、经外周静脉置入中心静脉导管的护理等。阐述了各类血液系统疾病的病因、病理分型、临床表现、实验室检查、诊断要点、治疗、护理问题、护理目标、护理措施等。全书条理清晰、内容翔实，突出以患者为中心的整体护理理念，力求将现代护理理论与临床实践更好地结合，帮助读者快速掌握血液系统疾病相关知识，了解血液专科护理学发展的新趋势、获取最新信息，代表了当今国内血液系统疾病护理的先进水平。

希望通过此书，能够普及血液系统疾病护理的相关知识，为临床护理人员熟练掌握、规范运用提供帮助，为临床专科护士的成长提供借鉴。

由于时间仓促、编者水平有限，书中可能存在错误与疏漏，敬请广大读者批评指正。

王瑞静

2017．3

目　录

第一章 血液系统

第一节 概 述

【造血器官及血细胞的生成】

血液系统由血液和造血器官组成。血液由血浆及悬浮在其中的红细胞、白细胞、血小板三种有形细胞组成。出生后主要造血器官和组织包括骨髓、肝、脾、淋巴结、淋巴组织和单核吞噬细胞系统。胚胎早期，肝、脾为主要的造血器官；胚胎后期至出生后，骨髓成为主要的造血器官。当机体需要时，停止造血的肝、脾可恢复造血功能，称为髓外造血。骨髓是人体最大的造血器官，位于骨髓腔内，分为红骨髓和黄骨髓。红骨髓为造血组织，黄骨髓为脂肪组织。新生儿全身骨髓都是红骨髓，6岁左右脂肪细胞开始出现，并从远端呈向心性扩展，而红骨髓也逐渐被代替。到20岁左右，红骨髓仅限于扁骨和短骨，以及股骨和肱骨骨骺部，其余皆成为黄骨髓。当机体需要（如大出血）时，黄骨髓可转变为红骨髓参与造血。在正常情况下，血细胞的生成和破坏保持动态平衡，维持一定的稳定性。

血细胞是由多能干细胞分化、增殖而来。多能干细胞分化为定向干细胞（髓系造血干细胞和淋巴造血干细胞），再由髓系干细胞分化为红系、髓系和巨核系祖细胞，由淋巴造血干细胞分化为T淋巴细胞、B淋巴细胞，以后各系的祖细胞分化为各系原始、幼稚和成熟细胞。造血干细胞（hematopoietic stem cell，HSC）是一种多能干细胞，是各种血细胞与免疫细胞的起始细胞，具有不断自我更新、多向分化与增殖的能力，又称为多能干细胞。脐带血、胎盘血是胎儿期外周血的一部分，含有HSC。出生后造血干细胞主要保留在骨髓，外周血仅含少量HSC。

淋巴系统是免疫系统的一部分，由中枢淋巴器官、周围淋巴器官和淋巴组织组成。中枢淋巴器官包括胸腺、胚胎肝、出生后的骨髓；周围淋巴器官包括淋巴结、扁桃体、脾，淋巴组织主要分布在呼吸道、消化道和泌尿生殖道中。人体有 500~600 个淋巴结，分布于全身各处非黏膜部位。淋巴结内的淋巴细胞约有 75% 为 T 细胞，25% 为 B 细胞。在骨髓中造血干细胞分化成淋巴细胞，其中 T 细胞在胸腺中成熟，参与细胞免疫；B 细胞在骨髓内成熟，为体液免疫的主要组成部分。在免疫应答过程中，淋巴细胞在周围淋巴器官中可增殖和分化为各种免疫细胞。分散在机体的淋巴器官与组织，通过淋巴循环与血液循环相互联系，形成整体。

【血液的组成及血细胞的功能】

血液是由血液中的血浆和血细胞组成的。其中血浆是一种淡黄色的透明液体，占血液容积的 55%；血细胞包括红细胞、白细胞和血小板，占血液容积的 45%。

红细胞内部含有丰富的血红蛋白。红细胞运输呼吸气体的功能主要靠血红蛋白来实现，把氧从肺带到组织，把二氧化碳从组织带到肺。在血液运输中的全部氧和二氧化碳，只有 5% 是通过简单的物理溶解进行运输，其余全部由血红蛋白携带。成熟的红细胞呈双凹圆盘形，具有较大的表面积，有利于气体交换。若红细胞数目明显减少，可导致机体重要器官和组织缺氧，并引起功能障碍。网织红细胞是存在于外周血液中的未完全成熟的红细胞。网织红细胞计数是反映骨髓造血功能的重要指标，对贫血等血液系统疾病的诊断和预后估计有一定的临床意义。白细胞的种类多，形态和功能各异。白细胞具有变形、趋化、游走、吞噬等特性，是机体重要的防御系统组成部分。当白细胞数目减少，尤其是粒细胞减少时，易诱发各种感染。

白细胞主要参与机体免疫应答过程。白细胞不仅在血管内部，还可移行到组织中发挥免疫作用，通过免疫过程，可提高机体对某些疾病的抵抗力。白细胞在体内组织和黏膜表面具有防御能力，该作用的发挥不仅取决于体内白细胞的数量，还与粒细胞的移行活动、吞噬活力及细胞内杀菌机制是否完善有关。中性粒细胞数目较多，占白细胞总数的 50%~70%。中性粒细胞和单核细胞具有先天性的非特异性吞噬能力，尤其是单核细胞的吞噬能力比粒细胞强。嗜酸性粒细胞占白细胞总数的 0.5%~5%，主要参与超敏反应。

当机体发生过敏反应或寄生虫引起的反应时，嗜酸性粒细胞在血液中的数量增多。嗜碱性粒细胞占 0~1%，能制造并储存组胺、慢反应物质和肝素，参与免疫反应，具有抗凝作用。中性粒细胞在血液中存活时间极短，半衰期为 6~7h。嗜酸性粒细胞成熟后生存时间为 2.5d。

单核吞噬细胞是指血液中的单核细胞和组织中的吞噬细胞，其来源于骨髓中造血干细胞分化产生的粒、单系祖细胞。单核细胞经血流随机分布至全身，在多种组织器官中分化成熟为巨噬细胞。巨噬细胞的寿命可达数月以上，并具有多种免疫功能。单核吞噬细胞具有明显的吞噬与防御功能：吞噬和杀伤多种病原微生物和处理衰老、损伤的细胞；在免疫应答中，吞噬细胞摄取、处理抗原后，有效地将抗原成分递呈给淋巴细胞；分泌或释放多种生物活性物质。单核吞噬细胞系统参与蛋白质、脂肪、铁代谢，能清除被激活的凝血因子，是抗凝系统的重要组成部分。

淋巴细胞具有后天获得的特异性的体液免疫和细胞免疫功能。通过体液免疫，可产生特异性的抗体，以凝集、沉淀、中和及溶解入侵的病原微生物或毒素；通过细胞免疫，淋巴细胞可释放细胞毒物质，以毁坏入侵的细菌和病毒，以及肿瘤细胞和移植器官的细胞。

血小板是由骨髓巨核细胞演变而来，正常人约 1/3 的血小板暂时潴留在脾内，脾内的血小板与外周循环中的血小板保持动态平衡。血小板在体内平均寿命为 10d，此后，血小板将被单核吞噬细胞系统清除。血小板的破坏方式尚不清楚，但破坏场所主要在脾。血小板与粒细胞不同，在骨髓中并没有储备。血小板的基本生理功能包括黏附、聚集和释放。在正常循环血液中，血小板处于静息状态，当血管破损，血小板可直接或通过血浆蛋白在血管破损处内皮下组织相互黏附、聚集成团，形成早期止血栓，以阻止血液流失。血小板主要参与机体的止血和凝血过程。当血小板数目减少、血小板功能障碍时可导致出血。

血浆含有多种凝血与抗凝血因子。凝血因子缺乏时可导致出血。

【血液系统疾病】

血液系统疾病是以血液、造血器官，以及出、凝血机制的病理变化为主要表现特征的多种疾病的统称。传统上将血液病分为原发性血液病和继发性血液病两类。原发性血液病是指血液、造血器官，以及出、凝血机制本身的异常。继发性血液病则指人体其他各个系统和器官的疾病所造成的血液异常，包括红细胞疾病、出血性疾病及造血系统肿瘤性疾病等。其临床表现是机体免疫力下降、出凝血功能紊乱、造血器官和造血组织的结构功能异常及外周血中的血浆成分和细胞的异常。

血液系统疾病的护理主要包括症状护理，特别是预防控制出血和感染的护理等，还包括近年来开展的深静脉置管护理和造血干细胞移植。

血液系统疾病一般分为以下几类：

（1）红细胞疾病：如各类贫血、溶血、红细胞增多症等。

（2）粒细胞疾病：如粒细胞缺乏症、类白血病反应等。

（3）淋巴细胞和浆细胞疾病：如各类淋巴瘤、多发性骨髓瘤等。

（4）单核细胞和巨噬细胞疾病：如单核细胞增多症、恶性组织细胞病等。

（5）造血干细胞疾病：如骨髓增生异常综合征、再生障碍性贫血等。

（6）出血性及血栓性疾病：如血小板减少性紫癜、血栓性疾病等。

（7）脾功能亢进。

【血液系统疾病的诊断】

1. 病史和体格检查　详细地询问病史和仔细的体格检查是获得疾病诊断的重要线索。

2. 实验室检查　①外周血常规检查；②骨髓穿刺液涂片检查；③淋巴结和肿块病理学检查；④细胞形态学检查等。

3. 影像诊断　①X 线检查；②超声显像检查；③电子计算机体层显像检查；④磁共振显像检查等。

【血液系统疾病的治疗】

1. 去除病因　使患者脱离致病因素的作用。

2. 保持正常血液成分及功能

（1）刺激造血：如再生障碍性贫血患者用雄激素刺激造血，粒细胞低下时用粒细胞刺激因子。

（2）补充造血营养：如缺铁性贫血患者补充铁剂，巨幼细胞贫血患者补充叶酸和维生素 B_{12}。

（3）过继免疫：异基因造血干细胞移植后的供者淋巴细胞输注。

（4）脾切除：对遗传性球形细胞增多症所致的溶血性贫血，脾切除有疗效。免疫性血小板减少性紫癜患者激素无效或有效后复发、需要较大剂量激素方可维持血小板计数在安全范围或激素禁忌者，可酌情采用切脾治疗。

（5）成分输血：如失血或严重贫血时输注红细胞，血小板、纤维蛋白原减少时有出血危险输注血小板、纤维蛋白原。

（6）抗生素的使用：根据细菌培养结果选择恰当的抗生素。

3. 去除异常血液成分和抑制异常功能

（1）化疗和放疗：使用各种化学合成药和电离辐射杀死白血病细胞和淋巴瘤细胞。

（2）诱导分化：三氧化二砷诱导早幼粒细胞凋亡并使其分化成正常成熟的粒细胞，是去除急性早幼粒细胞白血病（AML－M3）患者白血病细胞的新途径。

（3）治疗性血液成分单采：用血液细胞分离机，选择性地去除血液中某一种成分，用以治疗高白细胞血症等。用血浆置换术可治疗巨球蛋白血症、血栓性血小板减少性紫癜等。

（4）免疫治疗：用环孢素、糖皮质激素等减少淋巴细胞数量，抑制异常功能，治疗自身免疫性溶血性贫血、再生障碍性贫血等。

（5）抗凝和溶栓治疗：弥散性血管内凝血时可采用肝素、低分子肝素、华法林等抗凝；血栓形成时可用尿激酶等溶栓。

4. 造血干细胞移植 一种根治血液系统恶性肿瘤的方法。

【血液系统疾病的护理】

1. 症状护理 血液系统疾病常见的症状是贫血、出血、发热、组织器官浸润。应根据护理评估，提出护理问题，根据护理目标，采取相应的护理措施，最后进行效果评价。

2. 饮食指导 血液系统疾病患者饮食指导十分重要，应进行个体化的指导。如口腔有感染、出血时应避免刺激性的、硬的、带刺的饮食；使用门冬酰胺酶时应低油脂、低蛋白饮食。

3. 心理护理 血液系统疾病有的发病急、症状重；有的病情反复、病程长；有的是恶性血液肿瘤。因此，患者或多或少有心理问题，或焦虑，或抑郁，或恐惧，应及时给予心理干预，使患者以最佳心理状态接受治疗。

4. 化疗和放疗的护理　由于化疗药物和电离辐射对肿瘤细胞的杀伤作用为非特异性的，因此对正常细胞和器官功能也会带来伤害。所以，应对患者进行保护性隔离，预防和控制感染；做好出血的防护，尤其是颅内出血的防护；同时注意保护患者静脉。

5. 输血的护理　血液系统疾病的部分患者需要输血及血液制品，注意查对制度的落实和输血反应的观察。

6. 造血干细胞移植的护理　造血干细胞移植是指对患者进行全身照射、化疗和免疫抑制处理后，将正常供体或自体的造血干细胞，经静脉通路输注给患者，使之重建正常的造血和免疫功能。

第二节　血液系统疾病常见症状和体征的护理

一、出血

【出血的护理评估要点】

1. 病史　注意询问患者出血发生的急缓程度、主要部位和范围、伴随的症状与体征；有无明显的原因、诱因；家族史；出血后患者的心理反应等。

2. 身体评估　重点评估与出血相关的体征和特点。评估患者皮肤黏膜有无出血点、注射或穿刺部位有无出血不止，记录出血点的大小、范围、部位和时间；评估有无内脏出血：是否存在头晕、心悸、呕血、便血、血尿或酱油色尿。对自诉头痛者，要注意监测生命体征与意识状态，检查瞳孔和脑膜刺激征。

3. 相关检查　血小板计数、出血时间、凝血时间、凝血因子等相关凝血化验数据。

【出血的主要护理问题】

1. 有损伤的危险　与血小板减少、凝血因子缺乏、血管壁异常有关。

2. 恐惧　与出血量大、反复出血有关。

【出血的护理目标】

（1）出血停止。

（2）恐惧程度减轻或消失。

【出血的护理措施】

1. 病情观察　注意患者出血的部位、发展和消退情况，有无新的出血，以及致命的颅内出血先兆。

2. 监测生命体征及血常规　血小板计数$\leq 50 \times 10^9/L$，采取预防出血措施；血小板计数$\leq 20 \times 10^9/L$，应让患者卧床休息，并观察有无烦躁不安、头昏、头痛、视物模糊、恶心、呕吐等症状。

3. 密切观察患者皮肤、黏膜有无出血倾向　指导患者避免磕碰、割伤等外伤。

4. 必要时输注新鲜冰冻血浆、血小板、凝血因子等。

5. 护理动作轻柔　避免不必要的有创操作。

6. 关节腔的出血　抬高患肢，局部冷敷，减少活动。

7. 指导患者预防出血　用软毛牙刷刷牙，禁用手挖鼻孔、掏耳朵，禁用力揉眼、擤鼻涕。勿用手搔抓皮肤，保持大便通畅，勿用力排便。

8. 颅内出血的防护　避免情绪激动、剧烈咳嗽、过度用力排便；保证充足的睡眠。若患者突然出现烦躁不安、头痛、视物模糊、瞳孔不等大、对光反射迟钝、神志不清、大小便失禁等症状，提示颅内出血，应立刻抢救。

（1）立即去枕平卧，头偏向一侧。

（2）保持呼吸道通畅，吸出口、鼻腔分泌物，及时吸氧。

（3）建立静脉通路，保证药物和血液制品及时有效地输入体内。

（4）观察记录：意识状态、瞳孔、生命体征、尿量的变化，做好床边交接。

9. 心理护理　关心同情患者，避免不良刺激的影响，耐心倾听，及时沟通，给予必要的解释和疏导。

二、贫血

【贫血的护理评估要点】

1. 病史　注意询问患者与贫血相关的病因、诱因或有关因素，如年龄，饮食习惯，特殊药物使用情况，物理、化学接触史，家族史。

2. 身体评估　评估一般情况包括身高、体重、饮食习惯、营养状况，有无偏食，女性月经情况；评估患者皮肤黏膜有无苍白、黄疸，甲床有无扁平或凹陷等；评估患者有无乏力、心悸、气短、活动无耐力。监测患者血象，记录血红蛋白、红细胞、血细胞比容数据，与正常值相比较。

3. 相关检查　血、尿、粪三大常规，肝、肾功能，骨髓检查等。

【贫血的主要护理问题】

1. 营养失调：低于机体需要量　与摄入不足、需要量增加、丢失过多、吸收障碍等有关。

2. 活动无耐力　与贫血引起组织缺氧有关。

【贫血的护理目标】

（1）患者的营养状况恢复或接近正常。

（2）患者的缺氧症状得到改善，活动耐力恢复正常水平。

【贫血的护理措施】

1. 病情观察　密切观察患者的神志、生命体征、贫血进展的程度；注意患者皮肤、黏膜、尿色、尿量的变化；倾听患者诉说有无头痛、头晕眼花、恶心、呕吐、四肢酸痛等表现，详细做好记录。

2. 生活护理　危重患者应绝对卧床休息，保持病室的安静及床单元的舒适，护理人员应做好生活护理。对于慢性期及中度贫血的患者应增加卧床休息的时间，减少活动。与患者共同制订切实可行的活动计划，循序渐进，逐步提高活动量和生活质量。

3. 饮食指导　给予高热量、高蛋白、高维生素、含铁丰富、易消化的饮食，并告知患者及其家属此种饮食的重要性，强调食物多样性、均衡饮食及适宜的进食方法与良好习惯的重要性。

4. 输血护理　严格执行输血制度，认真做好查对工作，输血速度不宜过快，以免因心脏负荷过大诱发急性左心衰竭。加强监测，发现输血反应及时通知医生处理。

三、感染

【感染的护理评估要点】

1. 病史　询问患者症状出现的急缓、温度及其热型的特点，注意询问相关的病因、诱因或有关因素，如过度劳累、受凉、感冒等；询问有无感染相关的临床表现，如咳嗽、咽痛、牙痛、腹痛、尿痛、肛周疼痛等。

2. 身体评估　观察患者的生命体征，尤其是体温；观察感染征象：皮肤、口鼻腔黏膜有无破溃、红肿，咽部和扁桃体有无充血肿大及化脓；有无咳嗽、咳痰，肺部有无啰音；有无尿频、尿急、尿痛及肛周疼痛，腹部有无压痛等。

3. 相关检查　血、尿、粪三大常规，X线检查，血培养，分泌物细菌涂片或培养等。

【感染的主要护理问题】

体温过高　与感染有关。

【感染的护理目标】

（1）体温降至正常。
（2）感染得到控制。

【感染的护理措施】

（1）病情观察：监测患者体温变化，发热时，观察患者有无畏寒、咽痛、咳嗽等伴随症状，酌情给予温水擦浴或冰块物理降温，必要时遵医嘱给予药物降温。观察降温效果，及时更换汗湿的衣服及床单，保持皮肤清洁。

（2）保持病室整洁：定时通风，保持空气流通，温度在 18~22℃，湿度在 60% 左右，每日进行空气消毒。注意保暖，防止受凉感冒。少去公共场合，限制陪伴和探视人员人数，避免交叉感染。

（3）指导患者养成良好的个人卫生习惯，注意用物清洁。

（4）合理使用抗生素，各项护理操作时严格遵守无菌原则。

（5）白细胞计数（WBC）$< 0.5 \times 10^9$/L，给予保护性隔离，入住层流病房，病室的地面、家具每日用消毒液进行擦拭。

（6）监测患者体温的变化，每日测体温 4~6 次，及早发现感染征象。

（7）鼓励患者进食，保证营养摄入。食物以高热量、高维生素、高蛋白、易消化、无刺激为宜。注意饮食卫生，不吃生冷食物，水果应去皮后食用。多饮水，每日 2 000~3 000mL。必要时给予静脉营养支持。

（8）患者出现高热时可以先用物理降温，如冰敷；伴有出血的患者禁用酒精擦浴，以防出血加重。

（9）外周（中心）静脉置管的护理：粒细胞降低时，各种管道极易造成感染，应加强导管的护理，定期更换贴膜，局部皮肤消毒，观察插管部位皮肤有无红、肿、热、痛及炎性渗出。出现异常及时处理，做细菌培养，必要时拔管。

第三节　血液系统疾病患者的心理护理和饮食指导

【护理评估要点】

（1）注意观察患者的情绪、面部表情和言谈举止。

（2）了解患者对疾病的认识、自我感觉。

（3）掌握患者的心理状态，对治疗的态度。

（4）了解家庭经济、情感支持情况。

【主要护理问题】

1. 恐惧　与疾病有关。
2. 预感性悲哀　与担心疾病恶性程度及预后有关。

【护理目标】

（1）患者的恐惧感减轻或消失。

（2）患者的悲观情绪减轻或消失。

【护理措施】

（1）耐心倾听患者的诉说，注意患者的情绪变化，根据患者特定的心理特点对其进行心理上的疏导，克服消极情绪。

（2）理解关心患者，向患者及其家属介绍治疗成功病例及疾病相关知识，使患者安心，积极配合治疗和护理。

（3）了解患者的性格，对疾病的认知程度及其家庭、经济、情感支持情况，有针对性地进行心理疏导。

（4）治疗前向患者解释治疗过程中可能出现的不良反应和处理方法，消除其顾虑，取得配合。

（5）协助家属、亲友给予患者情感支持和鼓励，建立社会支持网。

【饮食指导】

（1）食物要多样化，以谷类为主，如米、面、杂粮、马铃薯、甘薯，主要提供糖类、蛋白质、膳食纤维及 B 族维生素。

（2）多吃蔬菜、水果和薯类。蔬菜和水果含有丰富的维生素、矿物质、膳食纤维，保护心血管健康，增强抗病能力。红、黄等深色蔬菜中维生素 C 含量较高。

（3）每天吃奶类、豆类或其制品。奶类除含丰富的优质蛋白质和维生素外，含钙量较高。豆类含有丰富的优质蛋白质、不饱和脂肪酸、B 族维生素。

（4）多吃鱼、禽、蛋、瘦肉。动物性食物是优质蛋白质、脂溶性维生素和矿物质的良好来源。动物性蛋白质的氨基酸组成更适合人体需要。动物肝脏维生素 A 含量极为丰富，还含有维生素 B_{12}、叶酸等。

（5）清淡、少盐饮食，不吃过多油炸、烟熏食物，禁食辛辣、刺激食物。

（6）吃清洁卫生、没有变质的食物。

第四节　化疗护理

化疗是指使用各种化学合成药物杀死肿瘤细胞等，是治疗恶性肿瘤的一种方法。

【化疗护理】

1. 化疗期间的护理

（1）病室保持空气流通，整齐清洁，定时进行空气消毒，减少人员流动。

（2）指导患者多休息，以减少消耗。

（3）鼓励患者进食，保证营养摄入。食物以清淡、易消化、无刺激为宜；多饮水，每日 2 000 ~ 3 000mL，必要时给予静脉营养支持。

（4）加强口腔、皮肤及会阴部的清洁，便后坐浴。

（5）指导患者监测体温，及早发现感染征兆。

（6）遵医嘱监测血象、肝肾功能、心肌酶学、心电图等变化。

（7）密切观察患者皮肤、黏膜有无出血表现。

（8）化疗前，在知情前提下让患者签署化疗同意书；使用静脉化疗时，根据药物性质及疗程，选择合适的静脉及方式，如留置针穿刺或经外周静脉置入中心静脉导管（PICC）置管等；尽可能避免药物渗漏到皮下，特别是蒽环类及长春碱类强刺激性化疗药。一旦发生渗漏，应及时恰当处理。

（9）注意药物的不良反应，及时处理（表 1 - 1）。

表 1-1 化疗药物的不良反应及处理

系统	临床表现	主要代表化疗药	处理
消化系统	食欲减退、恶心、呕吐、腹痛、腹泻、便秘	多柔比星、柔红霉素、阿糖胞苷、依托泊苷、环磷酰胺、达卡巴嗪、米托蒽醌、长春新碱、顺铂等	化疗前遵医嘱给予止吐药,必要时给予补液支持治疗
造血系统	白细胞尤其是中性粒细胞减少,血小板减少,红细胞减少,并发感染、出血、贫血等	化疗药大多都有,其中较明显的有蒽环类化疗药、环磷酰胺、依托泊苷、甲氨蝶呤等	化疗前后监测血象变化,必要时给予集落刺激因子。预防感染、出血等
泌尿系统	肾实质损坏,泌尿道刺激反应,出血性膀胱炎	顺铂、甲氨蝶呤、环磷酰胺等	以预防为主。注意水化及碱化尿液,应用解救剂,监测肾功能
肝毒性反应	肝细胞功能障碍、静脉阻塞性肝病、慢性肝纤维化。表现为转氨酶升高、肝大、腹水等	化疗药大多都有,以甲氨蝶呤、阿糖胞苷、依托泊苷、长春新碱、门冬酰胺酶、达卡巴嗪等为甚	监测肝功能,必要时给予保肝药
心脏毒性反应	急性毒性:用药后数小时或数天后发生,窦性心动过速、心律失常、传导阻滞、ST段下移;慢性毒性:数月或数年后出现,以充血性心肌病为主要表现,心动过速、心律失常、呼吸困难、心脏扩大	蒽环类化疗药致心脏毒性反应最为突出,其他还有顺铂、环磷酰胺、博莱霉素、长春植物碱类等	化疗前后及化疗期间注意监测心功能的变化,如心电图、心脏生化指标等
肺毒性反应	间质性肺炎和肺纤维化。常见症状为干咳、呼吸困难、疲乏不适等,重则气紧、发绀	博莱霉素、白消安、甲氨蝶呤、环磷酰胺、阿糖胞苷等	对于化疗药的肺毒性,目前尚缺乏肯定有效的治疗手段。对已出现者,立即停药,并给予对症处理

系统	临床表现	主要代表化疗药	处理
神经系统毒性反应	感觉异常、感觉障碍、神经反射减弱或消失、肌无力、肠麻痹、尿潴留，嗜睡、谵妄、视觉障碍、面瘫等	长春新碱、甲氨蝶呤、环磷酰胺、阿糖胞苷、顺铂等	B族维生素对症治疗及中医治疗，预防重度神经毒性的发生
血管外渗（漏）性皮肤损伤	局部疼痛、肿胀、静脉炎，重则皮肤水疱、溃疡、皮下组织坏死，甚至功能障碍	以长春碱类及蒽环类化疗药等最为严重（坏死性）；其次为顺铂、环磷酰胺、依托泊苷、米托蒽醌等（炎症性）	及时发现，及时处理：停止输注化疗药，保留通道，以生理盐水冲洗，局部给予冷敷或冰敷，必要时给予封闭治疗，密切观察
其他	口腔炎、脱发、色素沉着、过敏反应、性功能障碍、致癌作用等		

2. 生活护理

（1）休息与活动：化疗期间患者多休息，以减少机体的消耗；自觉不适时，以卧床休息为主。体力可以耐受时，坚持室内运动及床上锻炼，防止发生肌肉萎缩及下肢静脉血栓。化疗间歇期保持积极的心态，可以适当参加身体锻炼及社交活动，但应避免劳累。

（2）饮食指导：由于化疗及发热等因素，患者机体消耗大，食欲差，其营养原则为高热量、高蛋白、高维生素，少量多餐，避免刺激性食物，多饮水。

（3）就诊指导：遵医嘱按时服药，不可擅自减量或停药，定期复查，按期到医院化疗。如果出现发热、出血、淋巴结肿大等不适时及时就诊。

第五节　成分输血及护理

【概述】

成分输血是将血液中的各种成分进行分离、加工、提纯后的血液制品，根据患者的不同需要，有针对性的输血措施。其具有有效成分浓度高、疗效显著、输血安全、不良反应少、便于保存和运输、综合利用、节约血液资源等特点。成分输血是输血现代化的重要标志。成分输血包含两个概念，广义地讲，凡是血液中的成分输注都可以称为成分输血，包括有形成分以外的白蛋白、球蛋白、凝血因子及各种细胞因子；狭义的成分输血仅仅包括红细胞、血小板、白细胞、血浆和冷沉淀五种成分。

（一）成分血的种类

1. 红细胞　包括红细胞悬液、洗涤红细胞、辐照红细胞等。

2. 血浆　包括新鲜冰冻血浆、普通冰冻血浆。

3. 血小板悬液　包括机器单采血小板、手工采集血小板。

4. 冷沉淀。

5. 血浆蛋白制剂　包括人血白蛋白、静脉免疫球蛋白。

6. 白细胞悬液。

7. 各种凝血因子制剂　包括Ⅷ因子浓缩剂、凝血酶原复合物（含Ⅱ、Ⅶ、Ⅸ、Ⅹ因子）、纤维蛋白原等。

（二）各种成分血的特点

1. 血浆　全血离心后所得的液体部分。主要成分是血浆蛋白，不含血细胞，无凝集原，无须做交叉配血试验和血型鉴定。可用于补充血容量、蛋白质和凝血因子。新鲜冰冻血浆由新鲜血离体 6h 制成，−20℃以下冰冻保存，保存期 1 年，过期即转为普通冰冻血浆。普通冰冻血浆如果是全血保存期中将血浆分离冰冻，−20℃以下可保存 5 年。血浆分类见表 1−2。

表1-2　血浆的分类、保存条件及适应证

种类	保存温度	有效期	适应证
新鲜冰冻血浆	-20℃	1年	凝血因子缺乏患者
普通冰冻血浆	-20℃	5年	凝血因子缺乏患者

2. 红细胞　可增强血液的携氧能力，用于贫血、失血患者的治疗。悬浮红细胞：将采集到多联袋内的全血中绝大部分血浆在全封闭的条件下分离出后并向剩余的部分加入红细胞添加液制成的红细胞成分，降低红细胞的黏稠度使输注时更加顺利。目前国内临床常用的红细胞添加剂的主要成分为：氯化钠、磷酸盐、腺嘌呤、葡萄糖、甘露醇。悬浮红细胞的一个单位是由200mL全血分离后的红细胞加入50mL红细胞添加剂组成。少白细胞的红细胞：用过滤法可去除95%的白细胞。洗涤红细胞：是在少白细胞的基础上用无菌生理盐水反复洗涤三遍以上制备而成。红细胞含有极少的白细胞和血小板，血浆已基本去除。辐照红细胞：用25~30Gy的γ射线照射红细胞，以杀灭淋巴细胞，而对其他成分没有明显影响，预防输血相关性移植物抗宿主病（TA-GVHD）。

红细胞制品分类见表1-3。

表1-3　红细胞的分类、保存条件和适应证

种类	保存温度	有效期	适应证
悬浮红细胞	2~6℃	21~35d	急、慢性失血性贫血、术中输血、一氧化碳中毒
少白细胞的红细胞	2~6℃	24h	反复输血而屡有发热反应者、准备施行器官移植者、需要反复输血者，如白血病、再生障碍性贫血等患者
洗涤红细胞	2~6℃	24h	对血浆蛋白过敏的患者，自身免疫性溶血性贫血、阵发性睡眠型血红蛋白尿、高钾、肝肾功能不全的患者，反复输血或妊娠对白细胞、血小板产生抗体的受血者
辐照红细胞	2~6℃	28d	造血干细胞移植术后、免疫抑制治疗后、先天性免疫缺陷的患者

3. 白细胞悬液 新鲜全血离心后取其白膜层的白细胞，在4℃下保持48h，主要适用于粒细胞绝对数小于 0.5×10^9/L，同时伴有严重感染，经适当抗生素治疗 72～96h 无效的患者。不主张预防性输注，采集后立即输注，最好不超过 6h。但由于目前技术很难把粒细胞和红细胞完全分离，因此输注前要做红细胞交叉配血试验。因白细胞悬液制品纯度不够，输血反应严重，输入量大，故临床上的使用越来越少。

4. 血小板悬液 全血离心所得，适用于血小板减少的患者。温度和 pH 值对血小板影响最大，pH 值应在 6.5～7.2。血小板在保存中还要不停地振荡，防止酸性代谢产物的堆积。振荡要求：水平式振荡频率 60 次/min 左右、振幅 5cm 左右。血小板制品分类见表 1-4。

表 1-4 血小板的分类、保存条件及注意事项

种类	保存温度	有效期	注意事项
机器单采血小板	22℃振荡保存	3～5d	同型输注
手工采集血小板	22℃振荡保存	1d	同型输注，血小板中含红细胞 5mL 以上，应做交叉配血试验

5. 凝血因子 冷沉淀：新鲜冰冻血浆于 4℃融化后分离，含有 FⅧ复合成分（包括 FⅧ促凝血活性、FⅧ促凝血抗原、FⅧ相关抗原和遗传性假性血友病因子）、纤维蛋白原、纤维结合蛋白及纤维蛋白稳定因子。FⅧ因子浓缩剂：是以新鲜冰冻血浆的冷沉淀为原料，采用不同的方法制备而成，含 FⅧ和部分纤维蛋白原。凝血酶原复合物：含 FⅨ、FⅡ、FⅦ、FⅩ和少量其他蛋白。凝血因子制品的分类见表 1-5。

表 1-5 凝血因子制品的分类、保存条件及适应证

种类	保存温度	有效期	适应证
冷沉淀	-30℃	采血之日起为一年	血友病 A、术后出血、弥散性血管内凝血（DIC）血管性假性血友病、遗传或获得性纤维蛋白缺乏症、FⅧ缺乏症
FⅧ因子浓缩剂	2～8℃		血友病 A
凝血酶原复合物	2～8℃		先天性获得性 FⅦ缺乏、FⅩ缺乏血友病 B
纤维蛋白原	2～8℃		原发或继发性纤维蛋白缺乏症

6. 血浆蛋白制品

（1）人血白蛋白：采用低温乙醇蛋白分离法制得，略黏稠，为黄色或绿色澄明液体。适用于低蛋白血症、失血创伤和烧伤引起的休克、肝硬化及肾病引起的水肿或腹水、脑水肿。

（2）静脉免疫球蛋白：从血浆、血清和胎盘血中分离提纯的免疫球蛋白制剂，为无色或淡黄色的澄明液体。适用于预防治疗免疫缺陷病、病毒或细菌感染、免疫性疾病。

（三）输血方法及原则

（1）严格遵医嘱。严格执行查对制度（两人交叉查对）与双向确认制度。

（2）血液从输血科取出后应在半小时内输注。

（3）用带滤网的标准输血器输注，输注前用生理盐水建立静脉通道，输注结束后用生理盐水冲洗管道，两袋血液制品之间须输入少量生理盐水。

（4）血袋内不得加入除生理盐水以外的任何溶液和药物，以免改变血液中的 pH 值、离子浓度或渗透压，使血液成分发生变化，甚至溶血。而且，某些药物会与血液发生凝集反应，如葡萄糖酸钙，导致整袋血凝集而报废，甚至危及患者生命。

（5）根据患者年龄、心功能、贫血程度等，调节输注速度。

（6）输注过程中密切观察患者的反应（输血反应）。

（四）各类成分血的注意事项及护理

1. 血浆

（1）同型输注，无须做交叉配血试验。

（2）使用前先用37℃水浴加热，轻轻摇动血浆袋，使融化后的血浆内外温度一致。

（3）融化后的血浆外观为淡黄透明，应尽快输注，输注速度不应超过10mL/min。如有絮状物或异物不能输注。

（4）融化后的血浆因故不能输注的不能重复冰冻再用。在冷冻和融化过程中凝血因子活性大约损失15%左右。

2. 红细胞制剂

（1）同型输注，需做血型鉴定及交叉配血试验。

（2）1个单位红细胞输注时间最长不超过4h。

（3）输注速度应遵循先慢后快原则，前15min速度不超过20滴/min。

（4）如输注不畅需更换输血器，不能硬性挤压滤网，避免针腔内有血凝块造成血管内栓塞。

（5）少白红细胞输注方法同悬浮红细胞，用开放法制备的少白红细胞应在24h内输注。

（6）洗涤红细胞是开放性制备的，故需在数小时内输注完毕。

（7）血红蛋白小于40g/L的严重贫血患者，红细胞输注量控制在每小时1mL/kg。

（8）对于体重为60kg的成年人，每输入2个单位的悬浮红细胞可以提高血红蛋白10g/L。

3. 血小板

（1）血小板最好同型输注，但紧急情况下机器单采血小板可输注不同型血小板，手工采集血小板输前需做交叉配血试验。

（2）血小板活性随保存时间的延长而降低：库存3h的血小板存活指数仅为正常的60%，24h及48h后，降至12%和2%。所以血小板取回后应立即输注，并以患者可以耐受的最快速度输注，一般80～100滴/min。

（3）输注前轻轻摇动血袋使血小板悬起，切忌粗鲁摇动，防止血小板损伤。摇匀时，出现云雾状为合格，无云雾状为不合格，疗效差。

（4）血小板输入剂量问题：一般每输入$1 \times 10^{11}/m^2$体表面积可使外周血小板计数增加（5～10）$\times 10^9/L$。一个体重为70kg的患者一次输入手工采集血小板12个单位（每单位200mL全血分离）或机采血小板1个单位（血小板总数$\geq 2.5 \times 10^{11}$）可使外周血小板计数提高到$20 \times 10^9/L$以上。

（5）手工采集血小板每2～3d输注1次，而机采血小板只需每周输2次。一般情况输至出血停止或临床症状消失为止。

4. 凝血因子制剂

（1）冷沉淀须同型输注，不需做交叉配血试验；冰冻的冷沉淀融化后不仅要尽快使用，而且要用输血器以患者可以耐受的最快速度输注，因为凝血因子最不稳定，很容易丧失活性。室温存放不宜超过6h，融化后的冷沉淀若4℃以下存放可能再沉淀下来。

（2）凝血因子冻干品及灭菌用水应先预热至25～30℃后溶解，然后注入预温的灭菌注射用水，轻轻摇动使制品全部溶解。使用时用输血器快速输注。

（3）凝血酶原复合物冻干品及注射用水都应在 35～37℃ 后溶解，然后轻轻旋转，直至完全溶解。勿用力振摇，以免蛋白变性。溶解后用输血器立即快速输注，放置过久或注射速度过慢会发生自发性激活。在使用凝血酶原复合物期间，禁忌使用氨基己酸，以免发生血栓性并发症。

（4）纤维蛋白原使用前先将冻干品和灭菌注射器用水预温至 30～37℃，然后注入预温的灭菌注射用水，置 30～37℃ 水浴中，轻轻摇动使制品全部溶解，切忌剧烈摇振，以免蛋白变性。用带有滤网装置的输血器进行静脉输注，静脉输注速度一般以 60 滴/min 左右为宜。

（五）常见输血反应及护理

1. 发热反应

（1）原因：①由致热原引起。②没有严格遵守无菌操作，造成污染。③多次输血后，产生白细胞和血小板抗体，当再次输血时，发生免疫反应，引起发热。

（2）临床表现：①在输血中或输血后 1～2h 发生。②畏寒、寒战，继之发热，体温可达 38～41℃。③可伴有皮肤潮红、头痛、恶心、呕吐。④轻者症状持续 1～2h 后缓解。

（3）预防：严格管理血库保养液和输血用具；遵医嘱使用药物预防发热反应。

（4）处理：①反应轻者：减慢输血速度。②反应重者：立即停止输血，密切观察生命体征，并及时报告医生对症处理。③必要时给予解热镇痛药和抗过敏药。④将输血器、余血、贮血袋一并送检。

2. 过敏反应

（1）原因：①患者是过敏体质。②供血者在献血前用过可致敏食物或药物。③多次输血者体内产生过敏性抗体。④供血者体内的抗体与输血者的抗原接触发生抗原抗体反应。

（2）临床表现：①轻度反应：皮肤瘙痒、荨麻疹。②中度反应：喉头水肿、血管神经性水肿。③重度反应：过敏性休克。

（3）预防：①正确管理血液和血制品。②选用无过敏史的供血者。③供血者在采血前 4h 内不宜食用高脂肪、高蛋白的食物。④有过敏史的患者，输血前根据医嘱给予其抗过敏药物。

（4）处理：①轻者减慢输血速度；重者停止输血。②监测生命体征的变化。③呼吸困难者吸氧，严重者进行气管切开。④休克患者给予其抗休克治疗。

3. 溶血反应 溶血反应是最严重的输血反应。供血者或受血者的红细胞发生异常破坏，而引起的一系列临床症状。

（1）血管内溶血：①原因：输入异型血液（A、B、O血型不合）、变质的血液。②临床表现。第一阶段：头部胀痛、四肢麻木、腰背部剧烈疼痛。第二阶段：黄疸和血红蛋白尿，同时伴有寒战、高热、心悸、胸痛、呼吸急促和血压下降等症状。第三阶段：急性肾衰竭，严重者导致死亡。③预防：做好血型鉴定和交叉配血试验；输血前仔细查对；严格执行血液保存规定；不使用变质血液。④处理：立即停止输血，报告医生；吸氧，建立静脉通路，送验余血，以及患者血标本、尿标本；碱化尿液；保护肾脏；密切观察生命体征、尿量变化；若出现休克症状，立即抗休克治疗；心理护理。

（2）血管外溶血：①原因：由Rh系统内的抗-D、抗-C、抗-E抗体造成。②症状：轻度发热伴乏力、胆红素升高。③预防：避免再次输血。

4. 与大量输血有关的反应 大量输血是指24h内紧急输血量相当于或大于患者血容量。通常有以下几种反应：

（1）循环负荷过重：①原因：老年人、婴幼儿、心肺功能不全者、严重贫血患者不能耐受大量输血。②临床表现：输血中或输血后1h内患者突然发生呼吸困难、端坐呼吸、频繁咳嗽、咳大量泡沫样或血性泡沫痰、口唇发绀、烦躁不安、四肢湿冷、血压升高、濒死感等。③护理：立即停止输血，报告医生；观察患者意识、血压、脉搏等变化；吸氧；迅速行强心、利尿、镇痛等治疗措施。

（2）出血倾向：①原因：血液稀释；库存血中的血小板破坏较多，使凝血因子减少而引起出血。②临床表现：穿刺部位大块淤血；皮肤、黏膜淤斑；手术伤口渗血。③护理：密切观察患者意识、血压、脉搏等变化；注意患者皮肤、黏膜、手术伤口有无出血；严格掌握输血量；根据凝血因子缺乏情况进行补充。

（3）枸橼酸钠中毒：①原因：快速输入ACD（枸橼酸、枸橼酸三钠、葡萄糖）或CPD（枸橼酸三钠、磷酸盐、葡萄糖）抗凝的全血或血浆

（>100mL/min），或2h内输血量>6 000mL，超过机体对枸橼酸盐的代谢速度或代偿能力，就会引起枸橼酸盐蓄积中毒及低钙血症。②症状：手足抽搐、心率减慢，心室颤动，甚至发生心搏停止。③护理：密切观察患者的反应；输注库血1 000mL以上时，补充钙离子。

5. 输血相关性移植物抗宿主病　移植物抗宿主病（GVHD）是一种免疫反应，供体的淋巴细胞在受体内植入并增殖，而受体无能力辨认和破坏这种具有免疫活性的淋巴细胞，供体的淋巴细胞对受体的组织进行攻击破坏，产生一系列全身性病理性改变。多出现在输血后的4~30d，患者出现高热、皮肤红斑或潮红、恶心、呕吐、腹泻、腹痛、全血细胞减少、黄疸、肝功能异常或衰竭。其死亡率高达90%~100%。多发生在先天性或获得性免疫缺陷者，如骨髓移植受者。以γ射线（15~30Gy）照射血液制品，可以预防本病。

6. 传播疾病

（1）常见以下几种疾病：①肝炎：输注血液制品可以传播人乙型、丙型和丁型肝炎。其中乙型、丙型肝炎最常见，潜伏期长，输血后2~3个月发病。随着检查方法的改进，本病发生率有所减少，但因病毒感染"窗口期"漏检，所以还是有较高的发生率。②获得性免疫缺陷综合征（AIDS）：输注血液制品，尤其是浓缩凝血因子的输注是传播此病的途径之一。AIDS患者和人类免疫缺陷病毒（HIV）携带者均为AIDS的传染源，需对献血者做HIV抗体的测定。③巨细胞病毒（CMV）感染：高危人群为早产儿、新生儿、婴儿、外科手术患者、器官移植受者，包括骨髓移植。血液病患者如急性白血病、再障等。可静脉注射丙种球蛋白预防，也可预防性使用抗病毒药物。输血传播的CMV主要与供血者的白细胞有关，使用保存血时CMV感染机会比输新鲜血时少，去除白细胞的血液及成分可以预防CMV的感染。④其他：疟疾、梅毒、弓形虫病等。疟疾一般在输血后1~2周发生，多为间日疟，症状与由疟蚊传播者类似。

（2）预防措施：严格选择供血者，除检查肝功能外，还应检查乙型肝炎表面抗原、艾滋病抗体等，有肝炎、黄疸原因不明病史者不可献血；以往曾患疟疾未经治疗或"治愈"未满3年者，均不应献血。梅毒螺旋体在体外生存能力很低，4℃条件下可生存48~72h，40℃失去活性，100℃立即死亡，因此，尽量输注用2~6℃保存3d以上的血液。

7. 铁超负荷 如果患者长期反复接受输血治疗，体内铁可明显增加，有发生血色病的可能。1个单位的红细胞含铁200～250mg，输注50u红细胞后，可引起输血后含铁血黄素沉着症。铁储存在细胞线粒体中，最终可影响心、肝、内分泌腺体的功能，表现为皮肤色素沉着、糖尿病、肝大甚至肝硬化，心脏可发生心律失常。预防措施：严格掌握输血适应证，尽量控制输血量，并根据血清铁含量，选用铁螯合剂，如去铁胺。

8. 细菌污染 发生率为1%～3%，死亡率高达60%～70%。

（1）原因：①采血室空气严重污染。②采血器、血袋、保养液灭菌不严或污染。③供血者发生菌血症及冰箱温度过高引起血液中细菌繁殖。④血液在储存前或输血前在室温环境放置过久。

（2）临床表现：多数为革兰氏阴性杆菌污染，如变形杆菌、绿脓杆菌、大肠杆菌、副大肠杆菌。症状轻重取决于污染血源的细菌种类、毒力和血源污染的程度。①轻者容易误诊为发热反应。②重者输入数毫升立即出现感染中毒性休克表现：寒战、高热、恶心、呕吐、烦躁、呼吸困难、脉搏细弱、四肢湿冷、血压下降、少尿，甚至肾衰竭。③伴有DIC时，提示预后不良。

（3）处理：①立即停止输血。②立即报告医生，遵医嘱抽取患者及供者血液做培养。③密切观察患者病情变化。④遵医嘱用药：大剂量、强效、广谱抗生素抗感染，以及升压药物、肾上腺糖皮质激素抗休克及减轻中毒症状等治疗。⑤加强支持疗法。

（4）预防措施：①保养液、采血及输血器具必须严格灭菌。②采血前采血室彻底消毒，对空气进行细菌学监测。③供血者严格体检，化脓性感染者禁止献血。④储存血液制品的冰箱温度要保持恒定。⑤定期检查库存血，如果发现血浆混浊，以及出现絮状物或玫瑰色、紫红色均不能使用。

9. 血小板输注无效 主要原因包括免疫性因素和非免疫性因素。免疫性因素：患者反复输注人类白细胞抗原（HLA）及与血小板血型不相容的血小板成分时，由于患者体内异常产生了大量的同种免疫性抗体，当再次输入血型不合的血小板可以发生血小板输注无效。预防：输注去除白细胞的血小板制品、输注免疫球蛋白、选择血型相同的血小板输注、辐照血小板输注。非免疫性因素：大多数由免疫性因素引起，如血小板制品的质量、脾功能亢进、DIC、发热、感染、抗生素应用等。治疗：治疗原发病为主，如通过抗感染、脾切除术，以及增加血小板的输入量来提高输注效果。

10. 心理护理　　一旦发生输血反应，护士不要惊慌，先稳定患者情绪，耐心解释，告知患者对症处理后输血反应会快速得到控制。如果发生严重输血反应，护士必须守护在患者床旁，严密观察病情变化，及时对症处理，安慰患者及其家属。输血反应得到控制后，帮助患者消除紧张情绪，积极配合治疗。

第二章 贫血患者的护理

第一节 概　述

【概述】

贫血（anemia）是指外周血单位容积中的血红蛋白（Hb）、红细胞计数（RBC）和（或）血细胞比容（HCT）低于正常最低值的一种病理状态。其中血红蛋白浓度最重要。我国普遍采用的诊断标准为：成年男性 Hb < 120g/L、女性 Hb < 110g/L，孕妇 Hb < 100g/L。贫血不是一个独立的疾病，是由不同原因或不同疾病引起的病理状态，其病因和发病机制各不相同。

【分类】

（一）按细胞形态学分类

按细胞形态学分类见表 2 - 1。

表 2 - 1　贫血的形态学分类

类型	平均红细胞体积 MCV（fl）	平均红细胞血红蛋白含量 MCH（pg）	平均红细胞血红蛋白浓度 MCHC（%）	临床常见类型举例
大细胞性贫血	>100	>32	31～35	巨幼细胞性贫血（叶酸或维生素 B_{12} 缺乏）
正常细胞性贫血	80～100	26～32	31～35	急性失血、溶血性贫血
单纯小细胞性贫血	<80	<26	31～35	慢性炎性贫血、感染、中毒、尿毒症等
小细胞低色素性贫血	<80	<26	<30	缺铁性贫血、海洋性贫血

（二）按贫血的病因和发病机制分类

1. 红细胞生成减少性贫血

（1）造血物质缺乏：如缺铁性贫血、叶酸及维生素 B_{12} 缺乏导致的巨幼细胞性贫血。

（2）造血功能障碍：①造血功能衰竭，如再生障碍性贫血。②异常造血，如骨髓增生异常综合征。③骨髓受浸润，见于白血病、淋巴瘤、骨髓瘤、转移癌、骨髓纤维化。

2. 红细胞破坏过多性贫血

（1）红细胞内在缺陷所致贫血：

1）遗传性：①红细胞膜缺陷，如遗传性球形红细胞增多症。②红细胞酶缺陷，如葡萄糖6-磷酸脱氢酶缺乏症。③珠蛋白异常，如海洋性贫血。

2）获得性：如阵发性睡眠性血红蛋白尿。

（2）红细胞外在因素所致贫血：免疫性溶血性贫血，物理、化学、机械、生物因素引起的溶血性贫血。

3. 失血性贫血 分为：①急性失血性贫血；②慢性失血性贫血。

贫血的严重程度根据血红蛋白量的多少分为四个等级：血红蛋白浓度低于30g/L为极重度贫血；30～60g/L为重度贫血；60～90g/L为中度贫血；低于正常参考值但高于90g/L为轻度贫血。

【临床表现】

1. 软弱无力 疲乏、困倦，是因肌肉缺氧所致。为最常见和最早出现的症状。

2. 皮肤、黏膜苍白 受皮肤、黏膜、结膜及皮肤毛细血管的分布和收缩状态等因素的影响。一般认为睑结膜、手掌鱼际和小鱼际及甲床的颜色比较可靠。

3. 心血管系统 心悸为贫血最突出的症状之一。有心动过速，在心尖或肺动脉瓣区可听到柔和的收缩期杂音等症状，称为贫血性杂音，严重贫血可听到舒张期杂音。严重贫血或原有冠心病，可引起心绞痛、心脏扩大、心力衰竭。

4. 呼吸系统 呼吸加快或不同程度的呼吸困难，大都是由于呼吸中枢低氧或高碳酸血症所致。

5. 中枢神经系统 头晕、头痛、耳鸣、眼花、注意力不集中、嗜睡等均为常见症状。晕厥甚至神志模糊可见于贫血严重或发生急骤者，特别是老年患者。

6. 消化系统 食欲减退、腹部胀气、恶心、便秘等为最多见的症状。

7. 生殖系统 妇女患者常有月经失调，如闭经或月经过多。在男女两性中性欲减退均多见。

8. 泌尿系统 贫血严重者可有轻度蛋白尿及尿浓缩功能降低。

【治疗】

1. 病因治疗 针对引起贫血的不同病因，去除病因后可使贫血得以改善。

2. 输注红细胞 当患者因贫血出现严重的临床症状时，应酌情输注红细胞，提高组织供氧，以维持机体重要脏器功能。

第二节 巨幼细胞性贫血患者的护理

【概述】

巨幼细胞性贫血是由于体内叶酸和（或）维生素 B_{12} 缺乏或某些影响核苷酸代谢的药物导致细胞核脱氧核糖核酸（DNA）合成障碍所致的大细胞性贫血，以外周血的大细胞性贫血及骨髓中出现巨幼细胞为临床特点，包含红系、粒系、巨核细胞。在我国叶酸缺乏者多见于经济落后地区或有胃肠手术史的患者，以山西、陕西、四川等地多见。维生素 B_{12} 缺乏多见于偏食或食用过长时间烹煮食品，以及有内因子抗体者。

【病因】

1. 叶酸缺乏

（1）摄入量不足：主要是偏食，膳食不平衡，缺乏新鲜绿色蔬菜或肉、蛋，或者烹调不当使大量叶酸被破坏；其次是婴儿人工哺养不当或母乳中缺乏叶酸。

（2）需求量增加：见于婴幼儿、青少年、妊娠和哺乳妇女，以及甲状腺功能亢进症、慢性感染、恶性肿瘤等。

（3）吸收不良：病因包括腹泻、小肠炎症、肿瘤及服用某些药物等，导致叶酸吸收不良。

（4）药物影响：抗核苷酸合成药物，如甲氨蝶呤，可干扰叶酸的利用。

（5）叶酸排出增加：血液透析、酗酒可增加叶酸排出。

2. 维生素 B_{12} 缺乏

（1）摄入量不足：长期素食者，因摄入量减少，导致维生素 B_{12} 缺乏。

（2）吸收障碍：是维生素 B_{12} 缺乏最常见的原因，如恶性贫血、胃切除、胃酸和胃蛋白酶缺乏、肠道疾病、药物影响等。

（3）利用障碍：麻醉用药——氧化亚氮，以及先天性钴胺素传递蛋白 Ⅱ 缺乏可引起维生素 B_{12} 的利用障碍。

（4）需要量增加：甲亢患者、婴儿期，以及寄生虫感染、地中海贫血。

（5）排出增加：肝、肾疾病。

（6）破坏增多：大剂量的维生素 C 具有抗氧化作用，可破坏维生素。

3. 药物所致者　酶的缺陷及某些抗肿瘤、抑制免疫及抗病毒药物，可以影响 DNA 的合成，包括某些原因不明的维生素 B_{12} 和维生素 B_{12} 反应性的巨幼细胞性贫血。

【诊断要点】

1. 临床表现

（1）贫血：起病缓慢，常有面色苍白、乏力、活动耐力下降、头晕、心悸等贫血症状。重度贫血者出现全血细胞减少，反复感染，少数可出现轻度黄疸。

（2）消化系统：口腔黏膜、舌乳头萎缩，舌面呈"牛肉样"或"镜面舌"，可伴舌痛，胃肠道黏膜萎缩可引起食欲减退、恶心、呕吐、腹胀、腹泻或便秘。

（3）神经系统症状：手足麻木、感觉迟钝、记忆力及智力下降、失眠、抑郁（表2-2）。

表2-2 维生素 B_{12} 缺乏所致神经症状

程度	症状	体征	神经病变
轻度	感觉异常袜套感	触觉、温觉轻度改变或无改变，浅感觉减退或消失	脊髓后索变性周围神经变性
中度	软弱乏力、步态不稳	深感觉减退，腱反射减弱或消失	脊髓后索变性
重度	下肢无力或瘫痪	肌张力增高、腱反射亢进	脊髓后索、侧索变性

2. 辅助检查 主要有以下几种：①血常规；②骨髓穿刺；③血清维生素 B_{12}、叶酸含量的测定；④血清抗内因子抗体测定。

【治疗】

（1）病因治疗：治疗基础疾病，去除病因。进行营养知识健康指导，纠正偏食及不良的烹调习惯。

（2）补充叶酸：叶酸缺乏者给予叶酸 5～10mg 口服，每天 3 次。胃肠道不能吸收者可肌内注射四氢叶酸钙 5～10mg，1 次/d，直到贫血表现完全好转、血红蛋白恢复正常。

（3）补充维生素：维生素 B_{12} 缺乏者给予维生素 B_{12} 500μg，肌内注射，每周 2 次。有神经系统症状者需治疗半年到 2 年。恶性贫血或胃全部切除者需终身维持治疗，每月肌内注射维生素 B_{12} 500～1 000μg。

（4）输血：通常情况下，本病患者无须输血，但当患者病情严重、全身衰竭或心力衰竭时可输注红细胞悬液，尽快纠正贫血。

【主要护理问题】

1. 活动无耐力 与贫血有关。

2. 营养失调：低于机体需要量 与叶酸、维生素 B_{12} 缺乏有关。

3. 有受伤的危险 与跌倒、贫血有关。

4. 知识缺乏 缺乏巨幼细胞性贫血预防知识。

5. 焦虑 与担心疾病预后有关。

【护理目标】

（1）患者活动能力能够接近正常水平。

（2）患者能够描述合理、正确的膳食结构，选择含叶酸和维生素 B_{12} 丰富的食物。

（3）患者能够采取预防跌伤的措施，未发生跌伤。

（4）患者了解巨幼细胞性贫血预防知识。

（5）患者焦虑程度减轻，坚持治疗、积极配合。

【护理措施】

1. 一般护理　评估患者贫血的程度，嘱患者适当休息，严重贫血者应绝对卧床休息。更换体位时，动作不宜过快，预防直立性低血压，以免引起晕厥和跌伤。病情观察，观察患者皮肤、黏膜变化，有无食欲减退、腹胀、腹泻及神经系统症状。

2. 饮食　应合理饮食，多摄入富含维生素 B_{12} 和叶酸的食物，如新鲜蔬菜、水果和动物肝脏，并及时纠正偏食及挑食的习惯。注意食物的烹调方式，避免过度烹调使食物中叶酸被破坏造成叶酸缺乏。

3. 治疗及药物指导　治疗期间密切观察血常规变化。使用叶酸治疗之前必须了解有无维生素 B_{12} 缺乏的可能，否则会加重维生素 B_{12} 缺乏所致的神经系统病变。使用维生素 B_{12} 治疗中可能出现低钾血症，须密切观察患者缺钾症状，及时补充。输血时密切观察有无输血反应。

4. 健康指导　嘱患者改善饮食质量，改变烹调习惯，改变不良饮食习惯，对婴幼儿合理喂养。对于胃肠道疾患及素食者，应定时补充维生素 B_{12} 及叶酸，以防巨幼细胞性贫血的发生。

5. 心理护理　向患者讲解巨幼细胞性贫血的相关知识及治疗目的。指导患者及其家属正确对待疾病。倾听患者诉说，了解其痛苦，向患者介绍治愈的典型病例，帮助患者克服恐惧心理，给予患者关心和支持。

【特别关注】

（1）正确的饮食习惯和膳食的质量。

（2）严重的巨幼细胞性贫血患者在治疗时，要警惕低血钾的发生。

（3）定期复查血常规。

【前沿进展】

近年的研究提示，患巨幼细胞性贫血时，由于巨幼变幼红细胞 DNA 合成障碍，使细胞增殖受抑，可能触发凋亡机制，导致幼红细胞过度凋亡，在骨髓内未到成熟阶段即遭到破坏。巨幼细胞性贫血时粒细胞和血小板的减少，与骨髓内粒系及巨核系细胞有类似的 DNA 合成障碍和成熟障碍有关。DNA 合成障碍不仅累及造血组织红、粒、巨核三系而导致全血细胞减少，也累及所有增生迅速的组织，如消化道黏膜上皮细胞巨幼变和萎缩，出现相应的临床表现。

【知识拓展】

叶酸的新用途

1. 抗肿瘤作用　国外研究人员发现，叶酸可引起癌细胞凋亡，对癌细胞的基因表达有一定影响，故属于一种天然抗癌维生素。

2. 对婴幼儿的神经细胞与脑细胞发育有促进作用　国外研究表明，在 3 岁以下的婴儿食品中添加叶酸，有助于促进其脑细胞生长，并有提高智力的作用。美国食品与药物管理局（FDA）已批准叶酸可添加于婴儿奶粉中作为一种健康食品添加剂。

3. 其他作用　叶酸可作为精神分裂症患者的辅助治疗剂，它对疾病有缓解作用。此外，叶酸还可用于治疗慢性萎缩性胃炎、抑制支气管鳞状转化，以及防治因高同型半胱氨酸血症引起的冠状动脉硬化症、心肌损伤与心肌梗死等。

第三节　溶血性贫血患者的护理

【概述】

溶血性贫血是指红细胞的寿命缩短，破坏增加，骨髓造血功能代偿增生不足以补偿红细胞的耗损所引起的一组贫血。正常情况下红细胞的寿命是

120d，每天约有1%的红细胞衰亡，并由骨髓补充等量的新生红细胞，以维持动态平衡。当各种原因使人体红细胞生存期缩短、破坏加速时，若骨髓造血功能正常，则红细胞系呈代偿性增生状态。成人正常骨髓代偿造血的能力甚强，可增至正常水平的6～8倍。若红细胞生存期降低至20d以下，其破坏速度超过了骨髓代偿造血能力时，临床上即会出现贫血。

【分类】

1. 按病因分类

（1）遗传性溶血性贫血：红细胞膜缺陷、红细胞内酶的缺陷、血红蛋白质和量的异常。

（2）获得性溶血性贫血：自身免疫性溶血性贫血（温/冷抗体型），微血管病性溶血性贫血、机械瓣膜损伤等。

2. 按溶血部位分类

（1）血管内溶血：红细胞直接在血循环中被破坏，如ABO血型不合的输血导致急性溶血。

（2）血管外溶血：发生于肝、脾或骨髓，由巨噬细胞破坏，如自身免疫性溶血性贫血。

【临床表现】

1. 急性溶血　起病急骤，表现为寒战、高热，头痛，腰背、四肢酸痛，腹痛时伴有恶心、呕吐和腹泻，迅速出现贫血、黄疸、胸闷、气促、心悸及血红蛋白尿，重者出现休克、心力衰竭和急性肾衰竭。

2. 慢性溶血　起病缓慢，病程长。

（1）贫血：多为轻、中度贫血，仅表现面色苍白。

（2）黄疸：常伴有轻微黄疸，可持续存在。

（3）脾大：通常有轻、中度脾大，可伴左上腹隐约沉重感。

【治疗】

1. 病因治疗

（1）冷抗体自身免疫溶血性贫血应注意防寒保暖。

（2）葡萄糖－6－磷酸脱氢酶缺乏症患者应避免食用蚕豆和具氧化性质

的食物以及避免接触樟脑制剂。

（3）药物引起的溶血性贫血应立即停药。

（4）感染引起的溶血性贫血应予以抗感染治疗。

2. 皮质激素及免疫抑制剂　是目前治疗自身免疫性溶血的主要方法。

3. 脾切除术　对于治疗遗传性球形细胞增多症有显著疗效。

【主要护理问题】

1. 活动无耐力　与溶血、贫血有关。

2. 自我形象紊乱：库欣综合征　与长期使用糖皮质激素有关。

3. 疼痛　与红细胞破坏后分解产物对机体的毒性反应有关。

4. 知识缺乏　缺乏预防诱发溶血性贫血的相关知识。

【护理目标】

（1）患者的贫血症状得到改善，各种溶血症状基本消失，体力增强，生活基本能够自理。

（2）患者认识到自身贫血的原因，知道如何避免诱发因素，采取主动预防的措施，减少疾病的发作。

（3）患者学会疼痛时的自我护理方法，疼痛减轻。

（4）患者了解疾病的基本治疗方法及药物的不良反应等，能够坚持治疗。

【护理措施】

1. 病情观察　密切观察患者的神志、生命体征、贫血进展的程度，皮肤、黏膜有无黄染，患者的尿色、尿量。倾听患者主诉，有无头痛、恶心、呕吐、四肢酸痛等表现，及时报告医生并做详细记录。慢性贫血常处于红细胞破坏过度与加速生成的脆弱平衡状态，若此状态失衡，患者突然出现血红蛋白尿、明显贫血及黄疸，突起寒战、高热、头痛时，则发生"溶血危象"，应高度警惕。

2. 生活护理　对于急性溶血或慢性溶血合并溶血危象的患者，应绝对卧床休息，保持病室的安静及床单元的舒适，护理人员应做好生活护理。对于慢性期及中度贫血的患者应增加卧床休息的时间，减少活动，与患者共同制订活动计划，量力而行，循序渐进，逐步提高生活质量。

3. 治疗用药的观察及护理　由于溶血性贫血的患者使用糖皮质激素的时间长，应注意观察药物的不良反应，如电解质紊乱、继发感染、上消化道出血等征象。应监测患者的血压、血糖，反复向患者讲解用药的注意事项，必须按时、按量服用，在停药过程中应逐渐减量，防止因突然停药出现的反跳现象。向患者讲解激素治疗的重要性及不良反应，强调这些不良反应在治疗后可逐渐消失，鼓励患者正确对待形象的改变，必要时可给予一定的修饰。

4. 对症护理

（1）当患者出现急性肾衰竭时，应绝对卧床休息，每日测量体重，记好出入量，监测电解质、血象、尿素氮、肌酐等检查。在饮食上向患者讲解控制水分及钠盐摄入的重要性，给予患者高热量、高维生素、低蛋白的饮食，减轻肾的负担，促进血红蛋白的排泄。可使用干热疗法：将灌入60～70℃水的热水袋用棉布包裹后置于双侧腰部，促进肾血管的扩张，缓解肾缺血、缺氧，延缓肾衰竭。

（2）当患者出现腰背疼痛时，给予患者舒适的体位，安静的环境，以利于患者的休息。向患者讲解疼痛的原因，鼓励多饮水，以促进代谢物的排泄。教会患者使用精神转移法，转移对疼痛的关注，必要时遵医嘱使用镇痛剂。

5. 心理护理　护士应耐心倾听患者的诉说，根据患者特定的自身需要对其进行心理上的指导。给予更多关怀，向患者讲解疾病的相关知识并明确告知患者一定会找到解决问题的方法，并且请已治愈的患者现身说法，增强患者战胜疾病的信心。在治疗结束后，可适时恢复患者的部分工作，让患者体会到自身的社会价值，形成心理上的良性循环。

6. 输血的护理

（1）严格掌握输血适应证：急性溶血性贫血和慢性溶血性贫血明显时，输血是一种重要的疗法，但输血应根据患者具体情况而定，因为对于某些溶血性贫血患者输血反而会加重病情。因此，对于输血的患者要严格掌握输血的种类、剂量、时间、速度、方法，加强输血过程中的观察。输血的速度不宜过快，尤其在开始阶段，应警惕输血不良反应的出现。密切监测生命体征，观察黄疸、贫血、尿色，出现异常及时通知医生。在自身免疫性溶血性贫血患者输血过程中应用皮质激素，能减少溶血，使输血更加安全。

（2）避免发生血型不合的输血：护士在输血过程中应本着高度负责的态度，一丝不苟，严格按照操作规程进行操作。认真核对患者的床号、姓名、住院号、血型、血袋号、交叉配型试验结果、血液种类和剂量。若血型不合，输血早期即可出现酱油色血红蛋白尿、血压下降、休克、急性肾衰竭，告知患者应高度重视，并鼓励患者参与信息的核对，杜绝输血错误而导致严重不良后果。

7. 健康宣教

（1）做好卫生宣教工作，让患者学会自我照顾，向患者讲解疾病的相关知识。宣传有关饮食、药物及生活中一些可以诱发溶血因素的相关知识，使患者能提高警惕，主动预防，以减少疾病的发生，指导患者学会自我观察，如巩膜有无黄染及尿色加深，怀疑病情加重时应及时到医院做尿液检查。指导患者按时服药，定期复查，在活动上根据贫血的程度安排活动量，以不出现心悸、气短、过度乏力为标准，在饮食上给予高蛋白、高维生素的食物。

（2）阵发性睡眠性血红蛋白尿的患者忌食酸性食物和药物，以减少溶血的发生。

（3）葡萄糖-6-磷酸脱氢酶缺乏症的患者应忌食蚕豆、蚕豆制品和氧化物的药物（如磺胺类、奎宁、呋喃类、维生素 K 等）。

（4）提高优生率，对遗传性溶血患者家庭进行优生学教育，若家族成员需要生育时最好进行筛查，必要时进行遗传咨询及产前诊断，降低遗传性溶血性贫血患儿的出生率。

【特别关注】

对于冷抗体自身免疫性溶血性贫血的患者，在输血治疗上应认真做好血型配血，因为冷凝集素的存在给配血增加难度，应在加温至 37℃ 的条件下仔细配血，输血包括输液都需预热至 37℃ 方可输注，输血过程应缓慢。

【前沿进展】

美罗华治疗自身免疫性溶血性贫血：美罗华是针对 B 细胞 CD20 抗原的嵌合型单克隆抗体，通过抗体依赖性细胞毒作用（ADCC）和抗体介导的细胞毒作用（CDC）两重途径的机制靶向治疗 CD20$^+$ 的 B 细胞淋巴瘤，在临床上已取得了较好的疗效。美罗华用于自身免疫性溶血性贫血的治疗，也通过 ADCC 及 CDC 作用抑制红细胞自身抗体的产生，对难治性自身免疫性溶血性贫血有一定的疗效，已开始用于临床治疗。

【知识拓展】

血色病及去铁治疗血色病

血色病是因组织中铁的沉积过多而发生的全身性疾病。每单位红细胞中含铁 200～250mg，长期输血的患者经大量、多次的输血后导致铁超负荷，出现实质组织（如肝、心脏）纤维化和功能损害，继发血色病。

1. 评价

（1）血清铁蛋白的测定：是目前反映机体铁储存量的最实用指标，也是去铁治疗的疗效指标。

（2）肝活检：为诊断的"金标准"，可直接测定肝含铁量。临床表现：皮肤黄疸、色素沉着、尿色的改变、肝脾大和肝硬化、糖尿病、心功能紊乱。

2. 治疗 贫血难以纠正、血管外溶血的溶血性贫血的患者，经长期输血后，须去铁治疗，以利于脏器的保护，可提高患者生活质量。

（1）去铁胺：20～69mg/（kg·d），经静脉、皮下、肌内用药，通过尿、便排泄，去肝脏铁效果佳。

（2）去铁酮：50～100mg/（kg·d），经口服用药，通过尿排泄，去心肌铁作用强。

第四节　再生障碍性贫血患者的护理

【概述】

再生障碍性贫血（aplastic anemia，AA）简称再障，是一种由于化学、物理、生物因素及其他不明原因所致的骨髓干细胞及（或）造血微环境损伤，以致红骨髓"向心性萎缩"，被脂肪髓所代替，从而导致骨髓造血功能衰竭的一类贫血。临床表现为进行性贫血，皮肤黏膜及脏器出血及反复感染发热。周围血象显示全血细胞减少，骨髓象示增生减低。

【病因】

1. 原因不明 多数患者病因不确定，称为原发性再障，能查出病因者为继发性再障。

2. 化学因素 20世纪初，认为化学毒物及药物是主要原因。20世纪80年代，25%的患者发病可能涉及药物因素。金盐制剂、抗甲状腺药、非甾体类消炎药与再障发生相关性最密切，而苯、杀虫剂和石油化工产品只轻度相关。

3. 物理因素 X线、镭、放射性核素等。放射线为非随机的，具有剂量依赖性，并与组织特异的敏感性有关，主要是作用于细胞内的大分子，影响DNA的合成，其生物效应是抑制或延缓细胞增殖。

4. 生物因素 病毒性肝炎、各种严重感染等。病毒感染引起粒细胞减少和血小板减少相对多见，腮腺炎、流感和带状疱疹病毒等偶尔引起骨髓低增生和全血细胞减少，HIV感染也可抑制骨髓造血导致再障。

5. 妊娠 原有再障病史者，怀孕后再障加重，更多的妊娠再障患者不能随着妊娠终止而自发缓解，病情仍可进展。可选择早期终止妊娠、支持治疗、免疫抑制治疗或分娩后行造血干细胞移植等治疗方法。

6. 免疫因素 同一家族中出现2例或2例以上再障者非常少。先天性骨髓造血衰竭主要涉及DNA损伤修复障碍、端粒维持缺陷和核糖体生物合成缺陷。以先天性畸形、骨髓造血衰竭和肿瘤易感为主要特点。HLA-DR类型可预测再障免疫抑制治疗的反应，常伴有PNH克隆，对环孢素敏感，容易出现复发和环孢素依赖。与免疫反应有关的细胞因子（白介素、干扰素、肿瘤坏死因子和穿孔素）与再障发生有关。

【临床类型】

根据发病时间及病情进展情况，国内分为慢性再障和急性再障；国外分为重型再障和轻型再障。

1. 急性再障 亦称SAA-Ⅰ型，其诊断标准为：

（1）临床表现：发病急，贫血呈进行性加剧，常伴严重感染，内脏出血。

（2）血象：除血红蛋白下降较快外，须具备以下几项中之两项：①网织红细胞<1%，绝对值<15×10^9/L；②白细胞明显减少，中性粒细胞绝对值<0.5×10^9/L；③血小板<20×10^9/L。

（3）骨髓象：①多部位增生减低，三系造血细胞明显减少，非造血细胞增多，如增生活跃则有淋巴细胞增多；②骨髓小粒中非造血细胞及脂肪细胞增多。

2. 慢性再障　是指起病缓慢和进展较缓慢，贫血、感染和出血程度较重型轻，也较易控制。患者确诊为获得性再障，须根据血象分为重型再生障碍性贫血（SAA）及非重型再生障碍性贫血（NSAA），如果外周血细胞符合以下三项中的两项，则可确诊为 SAA：①中性粒细胞计数<0.5×10^9/L；②血小板计数<20×10^9/L；③网织红细胞计数<20×10^9/L。其中中性粒细胞计数<0.2×10^9/L 者，则诊断为极重型再生障碍性贫血。如不符合以上各项，则诊断为 NSAA。诊断分型与患者发病时间无关。

【临床表现】

1. 贫血　患者面色苍白、头晕、乏力、心悸、活动后气促。

2. 出血和感染　是再障的两大主要并发症。

急性再障起病急，病情进展迅速，常以出血和感染为首发症状，早期贫血可不严重，随着病程进展，呈进行性加重，几乎所有患者均有不同部位的出血，如消化道出血、血尿、鼻出血，以及眼底、颅内及皮下出血等，60%以上有内脏出血；病程中常有发热，为感染所致，感染以口咽部、呼吸道及肛门等部位多见，皮肤黏膜可发生坏死性溃疡而导致败血症，一般治疗难以见效。慢性再障起病缓慢，多以贫血为首发症状，出血以皮肤、黏膜多见，感染多见于呼吸道，较易控制。

【治疗】

（1）尽可能去除导致再障的各种病因。

（2）积极支持治疗。

（3）雄激素和蛋白合成同化激素治疗。

（4）造血干细胞移植。

（5）免疫抑制剂治疗。

（6）造血细胞因子治疗。

【主要护理问题】

1. 活动无耐力　与贫血有关。

2. 体温过高　与感染有关。

3. 组织完整性受损　与血小板减少有关。

4. 自我形象紊乱　与女性患者应用雄激素有关。

5. 知识缺乏　缺乏疾病相关知识。

6. 焦虑　与担心疾病预后和自我形象紊乱有关。

7. 潜在并发症：颅内出血。

【护理目标】

（1）患者活动后乏力感减轻或消失。

（2）患者体温降至正常，患者能够学会自我保护、预防感染的方法。

（3）患者了解再障的病因、临床表现及预后，了解药物的作用、不良反应及注意事项，能够树立正确、积极的心态，配合治疗。

（4）女性患者能正确面对自我形象紊乱，积极配合治疗。

（5）患者学会自我观察贫血、出血、感染的临床表现，做到早发现、早预防、早治疗，尽可能避免发生颅内出血。

【护理措施】

1. 一般护理　轻度贫血和血小板（20～50）×10^9/L 时减少活动，卧床休息。重度贫血血红蛋白 <50g/L 及血小板 <20×10^9/L 时应绝对卧床休息。密切观察患者生命体征及病情，如皮肤、黏膜、消化道及内脏器官有无出血倾向。病房保持空气流通，限制陪伴探视，避免交叉感染，必要时入住层流病房。医护人员应严格进行无菌操作，避免医源性感染。

2. 饮食护理　嘱患者进食高热量、高维生素、高蛋白、易消化的饮食，避免食物过烫、过硬、刺激性强，以免引起口腔及消化道的出血。

3. 输血的护理　重度贫血血红蛋白 <50g/L 伴头晕、乏力、心悸时，遵医嘱输注红细胞悬液。输血前，向患者讲解输血的目的、注意事项及不良反

应，经两人"三查八对"无误后方可输注。输血中密切观察患者有无输血反应。输血前 30min、输血后 15min 及输血完成后分别记录患者生命体征。输血时记录脉搏和呼吸，并记录血型和输血的量。

4. 发热的护理　定时测量体温，保持皮肤清洁、干燥，及时更换汗湿的衣物、床单、被套。给予物理降温，如温热水擦浴，冰袋放置大动脉处。一般不用乙醇溶液擦浴，以免引起皮肤出血。协助患者多饮水，遵医嘱使用降温药和抗生素。

5. 出血的预防及护理　嘱患者避免外伤及碰撞，预防皮肤损伤。使用软毛牙刷刷牙，勿剔牙，避免损伤牙龈，引起牙龈出血。勿挖鼻孔，使用清鱼肝油滴鼻，避免鼻腔干燥出血。保持排便通畅，勿用力排便，预防颅内出血的发生。护理操作时，动作轻柔，避免反复多次穿刺造成皮肤损伤，拔针后延长按压时间。血小板 $< 5 \times 10^9/L$ 时尽量避免肌内注射。颅内出血的患者应平卧位休息，头部制动。有呕吐时及时清理呕吐物，保持呼吸道通畅。密切观察患者的生命体征、意识状态、瞳孔大小变化，准确记录 24h 出入水量。遵医嘱静脉输入止血药、脱水剂及血小板。

6. 药物指导及护理　向患者讲解应用雄激素、环孢素治疗的作用及不良反应（向心性肥胖、水肿、毛发增多、女性男性化等）。长期肌内注射丙酸睾酮可引起局部硬结，注射部位要交替进行，可进行局部热敷，避免硬结产生。使用 ATG/ALG 时，首次做皮试，输注速度不宜过快，输注过程中密切观察有无不良反应。

7. 心理护理　向患者及其家属讲解疾病的病因、临床表现及预后，取得患者及其家属的信任。增加与患者的沟通与交流，了解患者的真实想法。介绍一些治疗效果好及心态良好的患者与其交谈，使患者正确面对疾病，树立战胜疾病的信心，积极配合治疗护理。

8. 健康指导　向患者及其家属介绍本病的常见病因、临床症状及体征。长期接触有毒物质或放射性物质的人，应提高个人防护意识，做好防护工作，严格遵守操作规则制度，定期体检。指导患者养成良好的生活习惯及卫生习惯，预防各种出血。教会患者自我观察出血及感染的临床表现，及时报告医生。向患者讲解骨髓移植的有关知识。妊娠合并再障的患者，应劝其早日终止妊娠。

【特别关注】

(1) 感染出血的自我监测、预防及护理。

(2) 输血的护理。

(3) 药物不良反应的预防及护理。

【知识拓展】

再障的发现

再障是 Ehrlich 1888 年首次报道的，他描述了一个年轻女性，患严重贫血或白细胞减少，伴发热、齿龈溃疡或月经过多（未提及血小板计数），死后尸解发现大部分骨髓脂肪化。1904 年再障被正式命名，1934 年，再障已被认为是一种独立疾病，骨髓穿刺及活检可得知患者骨髓脂肪化，从而把再障从其他全血细胞减少性疾病中鉴别出来。

第五节　缺铁性贫血患者的护理

【概述】

缺铁性贫血（iron deficiency anemia，IDA）是贫血中最多见的一种，是当体内的铁储备耗尽时，血红蛋白合成减少引起的一种小细胞低色素性贫血。缺铁性贫血是体内长期铁负平衡的最终结果，普遍存在于世界各国、各民族中，可发生于各年龄段。

缺铁性贫血不是一种疾病，而是一种症状，症状与贫血程度和起病缓急及原发病相关。

【病因】

缺铁性贫血的常见原因是生理性铁的需要量增加、慢性失血和摄入不足。

1. 铁丢失过多　失血，尤其是慢性失血，是缺铁性贫血最多见、最重要的原因，如月经过多、钩虫病、胃十二指肠溃疡、痔、肿瘤等。

2. 铁需要量增加而摄入不足　婴幼儿、青少年、妊娠期和哺乳期的妇女，铁的需要量增多，易摄入不足。

3. 吸收障碍　主要与胃肠功能紊乱、不同原因的腹泻、胃酸缺乏有关，临床较少见。

【诊断要点】

1. 临床表现　临床表现的轻重主要取决于贫血程度及其发生速度。

（1）贫血的一般表现：乏力、面色苍白、心悸、活动后气促、头晕、头痛和耳鸣等，伴面色苍白、心率增快。血红蛋白水平与临床症状严重程度不完全相关。

（2）缺铁的特殊表现：①上皮组织损害引起的症状：口角炎与舌炎、萎缩性胃炎与胃酸缺乏、皮肤与指甲变化，如反甲。②神经系统方面症状：烦躁不安、易激惹、注意力不集中、表情淡漠、异食癖等。约1/3 患者表现为神经痛、感觉异常，严重者可有颅内压增高和视神经盘水肿。③并发症：严重持久的贫血可导致贫血性心脏病，甚至心力衰竭。

（3）原发病的临床表现：即导致缺铁的原发疾病的临床表现。

2. 实验室检查

（1）血象：小细胞低色素性贫血。MCV 小于 80fl，MCHC 小于 0.32，MCH 小于 27pg。血片可见红细胞体积小、中央淡染区扩大。白细胞、血小板计数正常。

（2）骨髓象：增生活跃，以红系增生为主，粒系、巨核系无明显异常，幼红细胞体积小，呈核老浆幼现象。最具诊断意义的是骨髓小粒铁染色呈阴性，铁粒幼红细胞减少（<15%）。

（3）生化检查：血清铁减少、总铁结合力增高、转铁蛋白饱和度下降、铁蛋白减少。

3. 诊断

（1）国内诊断标准：小细胞低色素性贫血，男性 Hb < 120g/L，女性 Hb < 110g/L，孕妇 Hb < 100g/L，MCV < 80fl，MCH < 27pg，MCHC < 32%；有明确的缺铁原因；实验室检查中缺铁的相关数据；铁剂治疗有效。

（2）国外诊断标准：血清铁 < 8.95μmol/L，转铁蛋白饱和度 < 15%，血清铁蛋白 < 12μg/L，红细胞原卟啉 > 1.26nmol/L。

【治疗】

缺铁性贫血的治疗主要包括病因治疗和补充铁剂治疗。

1. 病因治疗 去除病因是治疗缺铁性贫血的关键。

2. 铁剂治疗 为治疗缺铁性贫血的有效措施,给药方式包括口服和注射。以口服铁剂为主,每天补铁 150～200mg 即可。

3. 辅助治疗 加强营养,增加含铁丰富的食品,必要时静脉输血或红细胞悬液。

【主要护理问题】

1. 营养失调:低于机体需要量 与铁摄入不足、需要量增加、丢失过多、吸收障碍等有关。

2. 活动无耐力 与缺铁性贫血引起组织缺氧有关。

3. 知识缺乏 缺乏缺铁性贫血相关治疗和护理方面的知识。

4. 口腔黏膜受损 与缺铁性贫血引起的口角炎、舌炎有关。

5. 有感染的危险 与缺铁性贫血引起营养缺乏、机体抵抗力降低有关。

6. 有受伤的危险 与缺铁性贫血引起的头晕、乏力有关。

7. 自我形象紊乱 与贫血引起的毛发干枯脱落、反甲、灰甲及异常行为有关。

8. 潜在并发症:贫血性心脏病、心力衰竭。

【护理目标】

(1)患者的营养状况恢复正常。

(2)患者的缺氧症状得到改善,活动耐力恢复正常水平。

(3)患者掌握相关疾病知识,能进行很好的自我防护。

(4)患者口腔状况得到改善,黏膜完整。

(5)患者没有发生因贫血所致的感染。

(6)患者没有因贫血而受伤。

(7)患者没有发生并发症。

(8)患者配合治疗。

【护理措施】

1. **基础疾病的治疗与护理**　根治缺铁性贫血的前提是寻找病因、治疗原发病，这也是其他治疗与护理措施有效实施的基础。因此，应该加强导致缺铁性贫血的各种原发病的治疗，并配合相关的护理。

2. **症状护理**　贫血患者一般都会出现面色苍白、乏力、头痛、头晕、注意力不集中等症状，在贫血状况未得到纠正前，要指导患者合理活动与休息，减少机体的耗氧量。与患者一起制订适合其自身的休息与活动计划，一方面要能够使患者接受，另一方面又要有逐步提高患者自理能力的意识，增加其活动的耐力。总之，活动的原则为：循序渐进，以不加重症状为限。重度贫血者应严格卧床休息，限制活动，防止跌倒受伤；必要时给予吸氧，缓解患者缺氧症状。

3. **心理指导**　给患者讲解缺铁性贫血的相关知识，尤其要告诉患者治疗原发病的重要性。讲解解除病因是治愈疾病的重要环节，但是又要让患者对疾病有一个正确的认识，树立战胜疾病的信心，使其配合治疗和护理的相关工作。

4. **饮食指导**　给予高蛋白、高热量、高维生素、含铁丰富、易消化的饮食，并告知患者及其家属此种饮食的重要性，强调食物多样性，均衡饮食及适宜的进食方法与良好习惯。①铁是合成血红蛋白的必要元素，食物又是补铁的主要途径。所以应该指导患者多食用含铁丰富的食物，如动物肝脏、瘦肉、大豆、紫菜、海带、木耳等。动物性食物中的铁含量高且易被吸收，不受膳食组成成分影响；植物中的铁含量少，容易受膳食组成成分影响，吸收率低，但膳食中维生素 C 含量高及存在还原性物质，利于铁的吸收。因此，缺铁性贫血患者饮食要注意荤素搭配，进食柑橘等富含维生素 C 的果汁饮料。②进食高蛋白的食物可促进铁的吸收，同时要进食一定糖类、脂类，补充能量，保证蛋白质的有效利用，所以饮食要高蛋白、高热量，但不可高脂饮食，因其会影响胃酸分泌，不利于铁的吸收。③饮食注意：茶叶中的鞣酸能与铁结合成不溶沉淀物，使铁难以吸收，所以餐后不宜立即饮茶水；菠菜中的草酸、柿子中的鞣酸都能降低铁的吸收率，注意避免食用；多钙类食物会影响铁的吸收，如牛奶。④饮食要减少刺激性强的食物，对于进食困难、食欲减退的患者可以少量多餐；注重食品多样化，经常变换食品种类、烹饪方法，做到色、香、味俱全，提供优质环境以利于患者进餐。⑤指导患者养成良好进食习惯：不挑食，定时、定量，细嚼慢咽。⑥宜用铁锅炒菜，以吸收无机铁。⑦指导家长在小儿出生后 4 个月添加蛋黄及含铁辅食，注意根据不同年龄段喂含铁丰富的食物。

5. 药物指导　分为口服铁剂和注射铁剂的护理指导。

（1）口服铁剂：①口服铁剂应在饭后服用，首先饭后服用可以减少胃肠道症状。其次，食物可以延长铁剂在肠道的时间，使其充分被吸收。再者，饭后 30~40min 是胃酸分泌的最活跃时期，此时服用铁剂吸收效果最佳。②小剂量、长时间：小剂量服用，以满足治疗贫血所需，且不至于发生不良反应。同时要长时间服用，要服用至血红蛋白恢复正常后 3~6 个月。③口服铁剂时加服维生素 C，以促进铁的吸收，减少不良反应，避免与浓茶、咖啡、牛奶同服，也要避免服用抗酸药和 H_2 受体拮抗剂。④服用液体铁剂可以使用吸管，减少其在口腔停留时间，避免牙齿染黑。⑤铁剂在肠道内与硫化氢结合会使大便颜色呈现黑色，要告知患者，消除其焦虑。另外，因铁剂使肠蠕动减慢，易致便秘，应嘱患者多食膳食纤维食物。⑥坚持服用，按剂量、疗程服用，定期检查，保证疗效的同时避免过量引起中毒。

（2）注射铁剂：①首次使用注射铁，需用 0.5mL 试验剂量进行试验性用药，同时备好抢救用品（盐酸肾上腺素），以备抢救。②当试验无过敏反应后方可常规剂量用药，剂量须准确，因为铁剂不经肠黏膜吸收直接入血，故剂量要准确，避免过量引起急性铁中毒。③注射方法为深部肌内注射，以利吸收，同时避免局部疼痛和硬结形成，需长时间注射，应左右交替，经常更换注射部位，采用"Z"形肌内注射法，避免药液溢出引起皮肤发黑。④使用注射铁剂后，患者常出现尿频、尿急。因此，嘱咐患者多饮水。⑤严格掌握注射铁剂使用适应证：口服铁剂后胃肠道反应严重，患者无法耐受；严重消化道疾病致肠道铁吸收障碍；须短时间恢复血红蛋白水平，纠正贫血，而口服铁剂无法满足。⑥遵医嘱合理使用铁剂，观察疗效及不良反应。铁剂治疗后，自觉症状逐渐改善，网织红细胞随之升高，1 周左右达到高峰，血红蛋白在 2 周左右开始升高，1~2 个月恢复正常。为了补充储存铁，在血红蛋白恢复正常后仍需使用铁剂 3~6 个月或当血清铁蛋白 >50μg/g 后才停药，告知患者坚持长期服用铁剂及正规服药的必要性。

6. 病情监测　注意倾听患者的诉说，即自觉症状；注意观察患者的症状及体征，预防并发症的发生；询问患者用药及饮食情况；定期检测血常规及生化指标，观察疗效，以改进治疗护理方案。

7. 健康指导

（1）告诉患者及其家属缺铁性贫血疾病的相关知识，使患者对疾病有一定的认识，使之更加积极主动地配合治疗和护理。

（2）指导自我护理：注意休息，加强营养，均衡饮食，多摄取富含铁的食物，荤素结合；纠正不良生活习惯，不挑食、偏食；建议使用铁锅，增加无机铁的吸收；注意个人卫生，避免感染。

（3）高危人群指导：婴幼儿生长发育快，注意指导辅食添加铁剂；妊娠后期、哺乳期妇女给予小剂量铁剂，预防缺铁；生长发育期青少年也要注意食用含铁丰富的食物，养成健康饮食习惯，注意食物多样化。

（4）自我检测病情，如发现心率加快、呼吸困难、不能平卧、尿量减少等，应及时就医。

【特别关注】

（1）缺铁性贫血的饮食及健康指导。

（2）口服铁剂的指导。

【前沿进展】

1983 年以硫酸亚铁为代表的第一代铁剂问世，其价格便宜，但吸收差、口感差、不良反应大；随着研究的进展，相继出现了第二代铁剂（乳酸亚铁、葡萄糖酸亚铁、琥珀酸亚铁、富马酸亚铁）和第三代铁剂，如右旋糖酐铁、甘氨酸铁、血红素铁、多糖铁复合物（力蜚能）。每一代铁剂的出现，都较前一代铁剂的不良反应小，且吸收好，口感也有所改善，但是价格昂贵。目前热点研究的铁剂分别是乙二胺四乙酸铁钠、多糖铁复合物、血红素铁（卟啉铁）、墨黑色素铁、富铁酵母、乳铁蛋白。研究的重点都是基于提高铁的吸收率。其一，利用微生物的生物活性来满足，如可以利用富铁酵母中酵母细胞能将无机铁转换为有机铁这一特点获得新型补铁剂；其二，利用植物中提取的多糖制备多糖铁复合物；其三，利用海洋资源，墨黑色素铁源于鱿鱼中提取的黑色素，利用其特性制造出的新型补铁剂，是铁剂开发的另一方向。

【知识拓展】

铁与运动能力

缺铁患者常伴疲倦、乏力等症状，以往认为是患 IDA 时，贫血致肌肉组织供氧不足所致，近来实验证明肌肉功能障碍系缺铁，而非贫血缺氧所致。

铁参与合成血红蛋白和肌红蛋白，血红蛋白是负责体内氧气的运输，并将各组织中的二氧化碳送到肺部排出体外的重要物质，对机体的生存起着至关重要的作用。缺铁导致铁蛋白合成减少，使血红蛋白的携氧能力下降，会降低最大吸氧量，使依靠有氧供能为主的运动项目的运动员承受负荷的能力明显下降。

铁在细胞内储存的主要部位是线粒体，而线粒体又是 ATP 的生成场所，所以缺铁将阻碍机体能量代谢，影响肌肉收缩和其他代谢过程，降低肌肉的pH，限制骨骼肌的有氧氧化能力，降低其耐力。因此，铁通过影响氧气的运输和肌红蛋白的有氧氧化能力及 ATP 的形成，制约着机体能量的释放，进而影响着人体的运动能力。体内微量元素铁的平衡对人体素质及运动能力至关重要。

通过铁强化食品和采用药剂进行适时适量的铁补充可以改善这种状况。国内外有许多耐力跑运动员在大运动量训练期间多服用铁补充剂，有一定的作用。由于女性运动员的生理特点（经期铁损失较多），因此要考虑定期补充铁剂。但补充铁剂只对铁缺乏的运动员有效，表现为血红蛋白和储存铁都有所增加。对非贫血的运动员来说其身体铁质状况无明显改善，过多的铁剂会使铁质在肝、胰、心、肾等器官沉积，引起纤维增生和功能损害。因此，在未证明铁质缺乏的情况下，不能盲目补充铁剂。

第三章 出/凝血性疾病患者的护理

第一节 血友病患者的护理

【概述】

血友病（Hemophilia）是一组由于血液中某些凝血因子的缺乏而导致患者产生严重凝血功能障碍的遗传性出血性疾病。男女均可发病，但绝大部分患者为男性。其共同特征是活性凝血活酶产生障碍，凝血时间延长，终身具有轻微创伤后出血倾向，重症患者没有明显外伤也可发生自发性出血。血友病包括血友病 A（甲）、血友病 B（乙）和因子 XI 缺乏症（曾称血友病丙）。前两者为性染色体连锁隐性遗传，后者为常染色体不完全隐性遗传。血友病在先天性出血性疾病中最为常见，出血是该病的主要临床表现。

【遗传方式】

血友病是一组先天性凝血因子缺乏导致的疾病。先天性因子 VIII 缺乏为典型的性染色体连锁隐性遗传，由女性传递，男性发病。控制因子 VIII 凝血成分合成的基因位于 X 染色体，属于伴 X 染色体隐性遗传病。

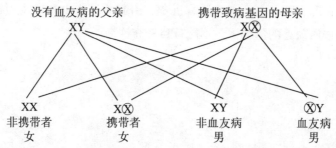

表现正常的女性携带者与正常男性之间的婚配，子代中儿子将有50%受累，女儿不发病，但50%为携带者。

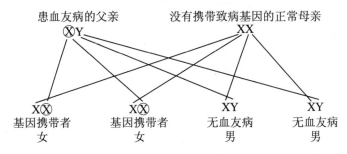

Y　Y染色体　　X　X染色体上的正常基因　　Ⓧ　X染色体上的血友病基因

男性血友病患者与正常女性之间的婚配，所有子女的表现性都正常，但由于交叉遗传，父亲的带病X染色体一定传给女儿，因此所有女儿均为携带者。

【诊断要点】

（1）临床表现：

1）出血是该病的主要临床表现，以软组织、肌肉和负重关节出血为特征。出血可有诱因，如轻微外伤、拔牙、注射等，亦可发生自发性出血。①皮肤、黏膜出血。②肌肉出血和血肿。③关节出血。④内脏出血。

2）出血所致压迫症状及并发症，如疼痛、肌肉萎缩、麻木水肿等。

3）临床分型，见表3-1。

表3-1　血友病临床分型

分型	凝血因子水平（%）	临床表现
重型	<1	出血经常发生在肌肉或关节中（主要是膝、肘和踝关节）；一周可能出血一至两次；可能会有不明原因的出血
中型	1~5	手术、受伤或牙科治疗后可能会出血很长时间；每个月大约有一次出血的可能；很少或从来没有无明确原因的出血
轻型	5~30	手术或受伤后可能会出血很长时间；可能从来没有出血问题；不经常出血；除非受伤，一般不会出血

（2）遗传家族史。

（3）实验室出凝血及凝血因子促凝活性检测。

【急救措施】

及早地使用凝血因子进行替代治疗是全部治疗是否有效的关键。

其他可以做的是：

休息（制动）：将手臂或腿用枕头垫高休息，或者使用吊带或绷带，不要活动出血的关节。

冰敷：用湿毛巾包裹冰袋等，敷于出血部位，敷 5min 后，暂停至少 10min。如关节仍然感觉发热，应按上述方法继续冰敷，这样可以减少疼痛，限制出血。

压迫包扎：用弹性绷带或弹性袜压迫包扎出血部位减轻淤血和水肿。

抬高出血的部位：利用枕头或被子垫高出血的手臂或小腿。抬高出血的部位到比心脏高的位置，以利于减轻出血部位血液压力并促进静脉回流。

【治疗】

在出血发生后要尽快地进行治疗，疼痛在几分钟之内就可减轻。在某些情况下要重复输入血制品，如在关节或肌肉持续疼痛和肿胀时；在口腔受伤出血几小时后止住但又再次发作时；当伤口缝线时或在头部受伤后。

（1）局部止血。

（2）替代治疗：目前血友病的治疗仍以替代治疗为主，可选择新鲜冰冻血浆，冷沉淀及浓缩凝血因子制剂。

（3）正确处理关节积血，减少关节损害，预防畸形。

（4）应用抗纤溶药物。

（5）应用糖皮质激素。

【主要护理问题】

1. 有损伤的危险：出血　与凝血因子缺乏有关。

2. 疼痛　与关节血肿、关节病变有关。

3. 有废用综合征的危险 与关节腔积血、关节病变有关。

4. 恐惧和害怕 与出血不止、危及生命有关。

5. 焦虑 与终生性出血倾向、担心丧失劳动力有关。

【护理目标】

（1）患者出血停止，凝血因子接近正常或正常。

（2）患者关节血肿、疼痛减轻或消失，了解并学会减轻疼痛的方法。

【护理措施】

1. 心理护理 血友病是一种终生性出血性疾病，反复出血，患者及其家属易产生悲观、绝望情绪，从而放弃治疗。护士应与患者进行沟通，解除患者焦虑、恐惧、自卑及严重情绪不安状态，帮助患者树立信心。与患者及其家属共同制订护理计划，以便给患者提供持续性护理。鼓励患者参加非创伤性活动，提高生活质量。提供有关血友病的医疗信息，并告知患者及其家属，血友病作为一种单基因疾病，随着基因技术迅速发展，不久的将来应用基因治疗将会得以治愈。

2. 病情观察

（1）注意观察患者可能出现的一些出血特征，观察易出血部位的皮肤，如发现患者精神倦怠、乏力，局部疼痛、皮温增高，应警惕有出血可能，及时采取措施，并及时记录。

（2）注意观察和警惕大出血，特别是隐匿性的大出血或重要脏器出血，如咽颈部出血、中枢神经系统出血、腹膜后出血、深部撕裂伤口出血等。

（3）密切观察生命体征，尤其血压及血红蛋白的变化。

3. 急性出血期的护理

（1）及时补充缺乏的凝血因子：可选用针对不同类型血友病输注新鲜冷冻血浆、冷沉淀物、FⅧ浓缩剂、凝血酶原复合物等。治疗根据患者所缺乏凝血因子种类每日 1～2 次。

（2）注意休息：急性出血期患者应卧床休息。若为关节出血，则应抬高患肢，并将患肢放在较舒服的功能位置，以防止或对抗痉挛姿势的出现。膝关节出血时，可在腘下垫一个垫子或使用垫托夹板。肘关节出血时用吊带吊起上臂或用绷带包裹，但不能太紧，以防血液循环不畅。颈部出血应注意患者的呼吸情况，尿血者嘱多饮水。

（3）冷敷：出血早期，冷敷可使局部血管收缩，利于止血。用湿毛巾包裹冰袋或冰块置于患处。冰敷每次不超过 10min，每日 3 ~ 4 次。冷敷时应密切观察，以防冻伤。

（4）其他严重出血护理：对腹腔内出血的患者，要密切注意休克的发生，随时观察其生命体征，注意脉搏、呼吸、血压、神志及瞳孔的变化。消化道出血者应观察呕血或便血量，予以记录。泌尿系统出血者，应观察尿颜色、尿量及有无血块堵塞症状。广泛的肌肉、皮下出血时，可局部加压、冷敷以利于止血止痛。对于肌肉、皮下出血形成的血肿不得用针吸。咽喉或颈部的皮下、肌肉出血应密切观察血肿压迫情况，保持呼吸道的通畅。颅内出血应进行脱水治疗降低颅内压。

（5）关节功能训练：关节疼痛缓解后，鼓励患者积极进行关节功能训练。小心活动患处关节，开始时活动幅度不宜过大，遵守循序渐进的原则。恢复期可进行按摩，以改善局部血液循环，消除肿胀，促进肢体功能恢复，按摩应轻柔缓慢，以防引发新的出血。

4. 预防出血的指导　避免各种外伤；勿做剧烈运动；若需拔牙或手术，应先告知医生自己是血友病患者；药品说明上注有"抑制血小板聚集"或"防止血栓形成"的药物要禁服；禁止肌内注射，以防肌肉血肿形成。若出现尿血，要多喝水。伴有贫血者多补充蛋白及富含铁、钾、钠、钙、镁的食物，如瘦肉、动物肝脏、蛋、奶等。若为关节出血或局部出血，可先进行加压包扎、冷敷，然后到医院就诊。

5. 健康教育指导

（1）向患者家属、学校、单位介绍血友病的防治知识，使他们对本病有正确的认识，在学习和工作中给予最大的支持，严格执行保护性医疗制度，增强患者的安全感。向患者及其家属介绍此病的遗传学知识，以消除他们的过分担忧。为减少外伤及关节损伤，一般患者在无症状期，可以参加不易受伤的活动或工作，如从事音乐、美术、计算机操作等工作，避免剧烈运动和重体力劳动。发现出血症状及时诊治。

（2）发放疾病跟踪卡，记录患者姓名、血型、血友病种类、就诊医院及常用的凝血因子制剂，以便在发生意外时，凭此卡立即接受合理的治疗。

教会患者正确地填写方法，指导其在日常生活中随身携带。

（3）注意牙病的预防，以避免牙科手术。刷牙时选用优质软毛牙刷，以免损伤牙龈和口腔黏膜。

（4）因阿司匹林会抑制血小板的黏附功能和聚集而抑制血栓形成，同时会损害胃黏膜造成出血，故应避免使用阿司匹林或含有阿司匹林的药物。对出血后的疼痛，可服用非那西丁衍化物，如对乙酰氨基酚或喷他佐辛等治疗。某些抗感冒药物如感冒通含有抗组胺药物，对血小板功能也有影响，嘱患者在服用非处方药物前向医护人员咨询。

6. 建立随访记录　对患者进行定期随访，建立书信联系，编写血友病患者须知，指导患者避免日常生活中不必要的损伤。建立血友病患者档案，指导血友病患者树立正确的婚育观，对血友病家族中的女性携带者进行检查并开展产前诊断，防止血友病患儿或携带者的出生，降低血友病的发病率。

7. 家庭护理　给血友病患者提供正确、有效的家庭护理是降低伤残率、提高生活质量的有效措施。

（1）饮食、穿着护理：给予高蛋白、高维生素、富含铁质的饮食，补充有助于止血的食物，如花生。衣着要柔软、舒适，冬天适当穿得厚实，对容易受伤的关节做好保护，可适当使用护腕、护膝，尽量避免磕碰。

（2）健康指导：鼓励患者进行适当运动，日常适当的运动能有效预防肌无力和关节反复出血，可进行游泳、散步、骑自行车等活动，避免剧烈和接触性运动。讲解疾病相关知识，指导患者及其家属学会必要的应对疾病的措施及急救处理方法，包括静脉注射，正确应用凝血因子及其他一些止血方法。

【特别关注】

（1）血友病患者关节畸形的发生与防护。

（2）血友病患者关节畸形的康复训练。

（3）纠正血友病患者出血的凝血因子补充治疗。

【前沿进展】

（1）重组凝血因子Ⅷ为非血浆来源的制品，通过生产过程中严格的病毒灭活，使患者得到更加安全高效的治疗。正在进行的深入研究则致力于进一步改善患者的生活质量。

（2）因子制剂的预防输注，对于预防婴幼儿关节畸形的发生有益处。

（3）植入静脉接入装置（VAD），有些血友病幼儿和成年患者较难获得可靠的静脉通路。在这种情况下，植入静脉接入装置（VAD）可能是一种适当做法。如输液港（Port），可使输注变得容易得多。VAD是通过外科手术植入皮下的一个小装置。它由两部分组成：一个作为输注针入口点的带有硅体针座的钛或硅制加药塞；一根直接连接到静脉的硅胶管或导管。皮下的加药塞在皮肤表面为硬币大小凸起。VAD应该置于锁骨和乳头之间，以减少疤痕组织形成。使用无芯针插入VAD装置很重要，因为无芯针的穿刺性低，避免在硅座上形成孔。

什么时候可使用植入式装置？

- 治疗出血事件时。
- 进行预防治疗时。
- 使用免疫耐受诱导（ITI）疗法治疗抑制物时。
- 采集血液样本时。

如何使用VAD进行家庭治疗？

- 必须在专业血友病中心接受VAD使用培训。
- 要求良好的无菌技术。
- 患者必须在血友病治疗中心接受定期监测。
- 患者/照顾者VAD接入技术必须在家庭和血友病中心接受定期评估。
- 保持良好卫生至关重要。
- 每次使用后导管注入少量肝素，以防止VAD系统发生血栓。

【知识扩展】

英国王室是历史上著名的血友病A家系，其第一代致病基因携带者为19世纪英国的维多利亚女王，致病基因通过通婚而传到欧洲多个国家的王室成员，因此，血友病A又被称为"皇室病"。

英国王室在19世纪末和20世纪初深受血友病的困扰，而这个病症的源头就是维多利亚女王。由于她的父系和母系祖先都没有血友病遗传史，因此在维多利亚身上发生了基因突变，而成为血友病基因携带者。维多利亚女王的儿女同欧洲各国王室进行联姻，将血友病传染给了欧洲许多王室家族。

沙皇尼古拉二世的儿子阿列克谢皇太子，正是英国王室将血友病遗传给了俄国罗曼诺夫家族的证明。阿列克谢的血友病就是他的母亲——亚历山德拉·费奥多萝芙娜皇后遗传给他的，而亚历山德拉则是维多利亚女王的外孙女。

亚历山德拉皇后的哥哥及舅舅都死于血友病。王室家族血友病的扩散在君主立宪制国家未发生大的动荡，然而在以专制著称的沙皇俄国，皇太子的血友病使 20 世纪俄国历史发生了翻天覆地的变化。

第二节　免疫性血小板减少性紫癜患者的护理

【概述】

免疫性血小板减少性紫癜（idiopathic thrombocytopenic purpura，ITP）又称特发性血小板减少性紫癜，是一种常见的获得性血小板减少性疾病，儿童或成人均可患病，特征为血小板寿命缩短，骨髓巨核细胞增多或正常。临床表现为自发性皮肤、黏膜出血，血小板减少。按病情分为急性型和慢性型，急性型多见于儿童，多可治愈；慢性型多见于成人，好发于青年女性，病情迁延。

【病因和发病机制】

本病病因尚未完全阐明，可能与以下因素有关：

（1）免疫因素：抗血小板抗体使其在单核吞噬细胞系统中被破坏，包括脾、肝甚至骨髓。脾是产生血小板抗体和血小板破坏的主要场所。

（2）抗血小板抗体与巨核细胞结合，使其成熟障碍，血小板产生减少。

（3）血小板减少使毛细血管脆性增加。

（4）抗血小板抗体可引起血小板功能障碍或影响血小板聚集。

【诊断要点】

（1）临床表现：见表3-2。

表3-2　免疫性血小板减少性紫癜的临床表现

特点	急性型 ITP	慢性型 ITP
年龄	儿童，3~7 岁多见	成人，20~40 岁多见
性别	无差异	F : M = 4 : 1
起病	急骤	缓慢、隐匿
发病前感染史	发病前 1~3 周常有感染	通常无
出血	紫癜、黏膜、内脏出血	以皮肤黏膜出血为主，月经多
血小板计数	$20 \times 10^9 L$	$(30~80) \times 10^9 L$
巨核细胞	正常或增多，体小，幼稚型比例增高，无血小板形成	正常或增多，胞体大小正常，颗粒型比例增多，血小板形成减少
病程	2~6 周	长，可数年

1）皮肤、黏膜出血：皮肤出现淤斑、淤点，以四肢特别是下肢多见，黏膜出血表现为鼻、牙龈及口腔黏膜出血。此外，还可见月经增多，外伤后出血不止。严重表现为血尿、消化道出血、颅内出血。

2）贫血：一般无贫血，但反复出血、出血量较多者可发生缺铁性贫血。

（2）多次实验室检查均显示血小板计数减少。

（3）脾不大或仅轻度大。骨髓检查巨核细胞数增多或正常，伴有成熟障碍。

（4）排除继发性血小板减少症，如自身免疫性疾病、药物性感染等。

（5）以下检查中应具有其中一项：

1）泼尼松治疗有效。

2）脾切除治疗有效。

3）血小板相关免疫球蛋白（PAIg）增多。

4）血小板相关补体 3（PAC3）增高。

5）血小板寿命缩短。

【治疗】

治疗原则：出血与血小板数目相关，除非做大手术，血小板 $\geq 50 \times 10^9 / L$

者一般不需要治疗，血小板 $<20\times10^9/L$ 伴出血者需要治疗。

（1）急性 ITP 多为自限性，出血症状轻微者可密切观察。

（2）一般治疗：卧床休息，避免受伤，避免服用阿司匹林、非甾体类抗炎药等抗血小板药物，去除可能的诱因，如控制感染、停用可疑药物等。

（3）肾上腺皮质激素：泼尼松 1mg/kg 口服，有效者待血小板升至 $100\times10^9/L$，减量维持，一般疗程 3~6 个月。

（4）大剂量丙种球蛋白静脉滴注 0.4g/kg，连续 5d，或 1g/kg，连续 3d。

（5）脾切除：适用于严重血小板减少，经内科药物治疗控制不佳者。

（6）免疫抑制剂：环磷酰胺、长春新碱、硫唑嘌呤、CD20 单克隆抗体，适用于难治性患者。

（7）血小板输注：严重血小板降低、有 ITP 引起的致命性出血风险者。

【主要护理问题】

1. 出血 与血小板减少有关。

2. 皮肤、黏膜完整性受损 与血小板减少有关。

3. 有感染的危险 与长期大剂量使用糖皮质激素有关。

4. 自我形象紊乱 与糖皮质激素引起不良反应有关。

5. 知识缺乏 对疾病的治疗、护理不了解。

6. 焦虑 与治疗未见效有关。

【护理目标】

（1）患者皮肤、黏膜出血范围减小至停止出血，血小板检查接近正常。

（2）患者能正确认识身体外表的改变并能适应。

（3）患者能认识自己的疾病，能应用有效的应对机制，适应感增强。

【护理措施】

1. 病情观察 密切观察病情变化，随时注意患者皮肤、黏膜、消化道、泌尿道等部位的出血倾向。如有大出血，应及时对症处理，并报告医生，做好抢救准备，应有专人护理，定时测量并记录血压、呼吸、脉搏。

2. 心理护理

（1）首先要与患者及其家属建立相互信任关系，了解患者，鼓励患者讲出关键的问题。帮助患者认识不良心理状态。

（2）使患者保持镇静，避免情绪紧张而激发或加重出血。必要时遵医嘱给予镇静药物。

（3）讲解有关用药知识及不良反应。

（4）鼓励患者学会自我护理，根据自身情况进行适当户外活动，增加外界适应能力。

（5）鼓励患者与亲人、病友沟通，争取社会支持和帮助，减少孤独感，增强康复信心，积极配合治疗。

3. 饮食及生活护理

（1）给予高维生素、高蛋白、高热量、易消化软食，禁食有刺激、油炸、粗糙、硬的食物。有消化道出血时遵医嘱禁食，出血情况好转，可逐步改为少渣半流质、软食或普食。饮水、食物温度不宜过高，约40℃。

（2）血小板数低于 $50 \times 10^9/L$ 时减少活动，增加卧床休息时间；血小板低于 $20 \times 10^9/L$ 时卧床休息。防止身体受外伤，如跌倒、碰撞。

（3）床单应清洁、整齐无褶皱，衣服应柔软、宽松。避免搔抓皮肤，保持皮肤清洁，定期擦洗，擦洗水温约40℃即可。

（4）嘱患者不要用手挖鼻腔，平时可用肝油滴鼻，防止鼻黏膜干燥出血。

（5）保持口腔清洁，饭前、饭后、睡前盐水漱口。口腔有出血时，予以去甲肾上腺素液和碳酸氢钠液交替漱口。不要用牙签剔牙，禁用硬毛牙刷刷牙。

（6）保持排便通畅，排便时不可过于用力。必要时，使用开塞露协助排便，避免腹内压力增高引起出血。

4. 健康教育

（1）本病在春、夏季易发，出院时，嘱患者避免受凉或感冒而诱发。

（2）慢性患者适当限制活动，血小板小于 $50 \times 10^9/L$ 时，勿做较强体力活动，可适当短时间散步。预防各种外伤。

（3）避免使用可能引起血小板减少或抑制血小板功能的药物。定期门诊检查血小板，坚持治疗。

（4）慢性型常反复发作，多迁延不愈达数年或更长时间，很少自然缓解。向患者及其家属讲解慢性型易反复发病，多数发病与患者过劳、精神持续紧张及躯体不适有关。使他们了解疾病的特点，学会寻找诱发原因，注意予以避免，以减少发作。另外，患者要增强治病信心，家属应给予患者精神、物质的支持。

（5）急性型和慢性型急性发作的患者，要注意对大量出血的识别及及时处理，尽量减少、避免严重并发症及死亡的发生。

【特别关注】

（1）出血的护理。

（2）脾切除术后的护理。

（3）药物指导。

（4）患者的心理护理。

（5）患者的健康教育。

【前沿进展】

（1）最新治疗 ITP 方案：血小板减少的发病机制一般认为是 B 细胞异常导致的免疫功能紊乱所致。美罗华（利妥昔单抗注射液）是一种人/鼠嵌合的单克隆抗体，能够与跨膜 CD20 抗原特异性结合，有效地清除 B 细胞从而抑制抗体的产生。

（2）促血小板生成素治疗（TPO）。

（3）腹腔镜下脾切除术。

【知识拓展】

近期国内外对 ITP 的分型重新做了修订。

（1）新诊断的 ITP：指诊断后 3 个月以内的血小板减少的所有患者。

（2）持续性 ITP：指诊断后 3 ~ 12 个月血小板持续减少的所有患者，包括没有自发缓解的患者或停止治疗后不能维持完全缓解的患者。

（3）慢性 ITP：血小板减少持续超过 12 个月的 ITP 患者。

第三节　过敏性紫癜患者的护理

【概述】

过敏性紫癜是一种较常见的变态反应性出血性疾病，又称出血性毛细血管中毒症。多发于儿童和青少年，少见于中老年，男、女比例为3:2，春、秋两季发病多，占全年发病的65%。

【病因】

1. 细菌或病毒感染　占22.5%。
2. 食物因素　异性蛋白质，如鱼、虾、蟹、蛋、牛奶等。
3. 药物因素　包括青霉素、头孢菌素类抗生素、解热镇痛药等。
4. 其他因素　如预防接种、植物花粉、昆虫叮咬等。

【发病机制】

（1）速发性变态反应。
（2）抗原－抗体复合物反应。

【诊断要点】

1. 临床表现

（1）前驱症状：发病前1~3周常常有咽痛、低热、上呼吸道感染及全身不适等。

（2）皮肤：临床上最常见，紫癜主要对称分布于四肢大关节附近和臀部，大小不等，对称分布、分批出现，可伴荨麻疹或水肿、多形性红斑，有瘙痒感。

（3）关节：累及肘、腕、膝、踝等大关节，呈非对称性及非游走性，表现可有关节肿胀，持续时间短，一般数日后减轻或消退，无后遗症。

（4）腹部：腹痛呈阵发性绞痛或持续性钝痛，可伴有恶心、呕吐、腹泻、便血，严重者可出现肠套叠、肠梗阻，儿童较多见。

（5）肾脏：儿童多见，表现为血尿、蛋白尿、水肿及高血压，少数患者可发展为肾病综合征、慢性肾炎。

（6）神经系统表现：头昏、头痛、惊厥、昏迷等。

依据临床表现将本病分为单纯型、腹型、关节型、肾型、混合型。

2. 实验室检查　①白细胞计数正常或轻度升高；②血小板计数、凝血、骨髓检查正常；③50%患者毛细血管脆性阳性，血清 IgA 增高。

【治疗】

（1）病因防治：消除致病因素，清除局部病灶，防止呼吸道感染，避免可能致敏的药物和食物。

（2）抗组胺药物：氯苯那敏（扑尔敏）等。

（3）降低血管壁通透性：芸香苷（芦丁）、维生素 C 及葡萄糖酸钙。

（4）肾上腺糖皮质激素。

（5）免疫抑制剂。

（6）抗凝治疗：适用于肾型患者。

（7）其他对症治疗、外用药物及中医中药。

【主要护理问题】

1. 有出血的危险　与血管通透性加强和血管脆性增加有关。

2. 舒适改变：疼痛　与腹型及关节型过敏性紫癜有关。

3. 组织完整性受损　与血管通透性加强和血管脆性增加有关。

4. 有肾功能损害的危险　与肾型过敏性紫癜有关。

5. 知识缺乏　缺乏与疾病相关的知识。

【护理目标】

（1）患者不发生出血，或者出血后能及时发现并处理。

（2）患者疼痛能有效减轻或消失。

（3）患者不发生肾功能损害或已经发生后肾功能损害不加重。

（4）患者能正确面对疾病，积极配合治疗和护理。

（5）患者掌握休息、活动、饮食等的注意事项。

【护理措施】

1. 病情观察

（1）皮肤型：观察患者皮下出血的大小，出血直径 2mm 以下为淤点，直径 3~5mm 为紫癜，直径大于 5mm 为淤斑。观察出血的颜色，初为紫红色，数日后可逐渐变为紫色、黄褐色、淡黄色，直至完全消退。观察出血的分布，多为对称分布于下肢和臀部，大小不等，分批出现。观察出血消长情况，一般数日内自行消退，如出现融合、出血性坏死提示病情加重。

（2）腹型：观察患者腹痛的部位、程度，有无压痛及反跳痛，有无肌紧张的情况，警惕肠穿孔的可能。如有腹泻或血便应注意观察腹泻的次数、颜色、量的变化，密切监测生命体征，警惕失血性休克的发生。

（3）关节型：观察患者关节疼痛的部位、程度、有无红肿及活动障碍，指导患者减少关节活动。

（4）肾型：观察患者尿液颜色、尿量及尿液化验检查结果。由于部分严重的肾型过敏性紫癜患者可发展成慢性肾炎肾病综合征，可伴有高血压及水肿，所以还应观察血压及水肿情况。

2. 心理护理

（1）理解、关心患者，向患者及其家属介绍本病的相关知识，保持情绪稳定，安心配合治疗和护理。

（2）治疗前向患者解释用药的重要性及用药后可能出现的不良反应，消除顾虑，取得配合。

（3）当患者出现疼痛时要安慰患者，及时给予心理疏导。

3. 生活护理

（1）指导患者在急性期卧床休息。

（2）保持皮肤的清洁与干燥，如有瘙痒禁止用手抓挠。避免损伤皮肤引起皮肤破损出血、感染；保持床单平整，穿棉质内衣，使用温热水洗浴，禁止使用化学制剂清洁皮肤；水肿患者应定时翻身，避免褥疮发生。

（3）在关节肿痛时，指导患者减少关节活动，忌冷热敷，协助患者将受累关节安置于功能位，注意保暖。

（4）患者出现腹痛时，可采用屈膝平卧位，可减轻疼痛。

（5）腹泻或血便时要加强肛周护理，每次便后及时使用温热水清洗肛周，预防肛周感染。

（6）预防感冒，避免接触感染患者。

4. 治疗及用药指导

（1）积极查找过敏原，可做过敏原试验。在找到过敏原或可疑过敏原时要及时告知医生，避免患者再次接触过敏物质。

（2）使用肾上腺糖皮质激素治疗时要告知患者用药的不良反应，如向心性肥胖、多毛、痤疮样皮疹、感染、应急性消化道溃疡等，增加患者的依从性，避免由于患者自行停药而引起复发。

（3）应用抗组胺药物时可能会引起发困，嘱患者休息；应用环磷酰胺时可能会引起骨髓抑制和出血性膀胱炎，嘱患者多饮水，预防感染，观察尿液的颜色；使用钙剂时要预防心动过速，注意观察患者的心率变化。

（4）进行穿刺时动作要轻柔，避免长时间使用止血带而引起出血，严格执行无菌操作预防感染。操作完毕，注意增加按压时间。

5. 健康宣教

（1）向患者及其家属介绍本病的相关知识，告诉患者该病为变态反应性疾病，常见原因有感染、食物、药物及生活中常见的过敏物质，要积极寻找可疑过敏原，只要找到病因，避免接触过敏物质就可以避免复发。

（2）指导患者加强锻炼，提高身体素质，减少感染发生。

（3）不滥用药，对于可能引起过敏的药物要遵医嘱服用，注意观察用药后反应。

（4）对于花粉过敏者，在春季注意戴口罩、减少外出。

【特别关注】

（1）过敏性紫癜患者病情观察，特别是肾型患者肾功能的检测。

（2）过敏性紫癜用药的护理，注意药物的不良反应及用药后的观察。

【知识拓展】

血液灌流在过敏性紫癜中的应用

过敏性紫癜目前的治疗以药物为主，但当患者出现药物不良反应明显、患者不能耐受、药物治疗效果不佳、病情进行性发展、病情危重、药物在短时间内难以缓解症状等情况时可采用血液灌流（HP）技术进行治疗。

血液灌流是一种新的血液净化治疗手段，采用动脉血液体外分流的技术，将患者动脉血经管路引向灌流器，经过灌流器时借助合成树脂的吸附作用，直接清除体内的细胞因子和免疫介质，再将净化后的血液回输给患者，达到净化血液、治疗疾病的目的。近年血液灌流技术在儿童过敏性紫癜的治疗中应用愈来愈多，广泛开展这项技术，能加快紫癜消退，快速缓解腹痛，有效减少儿童此病的复发率。

第四节　血栓性血小板减少性紫癜患者的护理

【概述】

血栓性血小板减少性紫癜（TTP）是一种较少见的弥散性微血管血栓－出血综合征。本病发病率低，多为急性发病，进展迅速，预后较差，病死率高达66%~95%。以血小板减少性紫癜、微血管病性溶血、神经精神症状、肾损害和发热的典型五联征为表现。近年来血浆置换术（PE）成为TTP首选治疗方法，使急性TTP的存活率达到90%以上，并且避免了器官永久性损害。

【病因和发病机制】

1. 病因

（1）原发性：无明确病因和诱因。

（2）继发性：妊娠；肿瘤转移；大肠杆菌和志贺痢疾杆菌毒素感染；免疫疾病，如系统性红斑狼疮（SLE）；某些药物，如肿瘤化疗药物、免疫抑制剂等。

（3）遗传性：家族性。

2. 发病机制　本病发病机制至今尚未完全阐明，目前认为血浆中血管性假血友病因子（vWF）多聚体的异常积聚是引发TTP的主要发病机制。

发病可能与以下两方面有关：

（1）血管内皮损伤：启动因素。

（2）vWF 裂解酶的减少或缺乏：ADAMTS - 13 活性下降。

【临床表现】

出血和神经精神症状为该病最常见的表现。出血以皮肤黏膜和视网膜出血为主，严重者可发生内脏及颅内出血。神经精神症状可表现为头痛、意识紊乱、淡漠、失语、视物模糊、惊厥、谵妄和偏瘫等。微血管病性溶血表现为皮肤、巩膜黄染，尿色加深。肾脏损害表现为血尿、蛋白尿及不同程度的肾功能损害。并非所有患者均具有五联征表现。

【诊断要点】

1. 主要表现　溶血性贫血，外周血涂片可见红细胞碎片或异形红细胞，血小板计数 $< 100 \times 10^9/L$。

2. 次要表现　发热，体温超过 38℃；神经精神症状；肾损害，血肌酐 $> 177\mu mol/L$，血尿、蛋白尿、管型尿。

以上 2 个主要表现加上任意一个次要表现即可考虑诊断为 TTP。

3. 鉴别诊断

（1）溶血尿毒综合征（HUS）：HUS 是一种主要累及肾的微血管病性溶血性贫血，儿童发病率高，神经精神症状较少见。发病前常有消化道感染。

（2）弥散性血管内凝血（DIC）：凝血和纤溶的检查可帮助鉴别，因 TTP 常没有严重的凝血机制和纤溶系统的异常。

（3）Evans 综合征：一般无神经系统症状，外周血中也无破碎红细胞。此外，Evans 综合征时，抗人球蛋白试验常呈阳性，而 TTP 阳性者极少。

（4）系统性红斑狼疮（SLE）：显著增多的红细胞碎片有利于 TTP 的诊断，SLE 具有其特殊的实验室检查，如 ANA、抗双链 DNA、抗 SM 抗体等。

（5）阵发性睡眠性血红蛋白尿（paroxysmal nocturnal hemoglobinuria，PNH）：显著增多的红细胞碎片有利于 TTP 的诊断，PNH 具有特有的实验室检查，如 Ham 试验（酸溶血试验）、FCM（流式细胞术）检测，CD55、CD59 红细胞及粒细胞表达降低或缺失。

（6）妊娠高血压综合征：肝转氨酶升高，血小板减少。是先兆子痫的严重表现，常发生于妊娠晚期，随着妊娠的结束，病情迅速好转。

【实验室检查】

1. 血涂片　可见红细胞碎片明显增多，一般大于2%，血小板减少，一般 $<50 \times 10^9/L$，血红蛋白不同程度下降，网织红细胞明显升高，白细胞计数可增高，中性粒细胞增多。

2. 骨髓检查　红系显著增生，巨核系正常或增多。

3. 血管内溶血表现　结合珠蛋白降低，血红蛋白尿，尿 Rous 试验可阳性。

4. 总胆红素升高　以间接胆红素为主，乳酸脱氢酶（LDH）常明显升高。

5. DIC 检查　一般阴性。

6. 淤点区皮肤病理活检　表现为局部微血管透明血栓形成并含大量 vWF，阳性率大于50%。

【治疗】

1. 去除病因或诱因　主要指继发性 TTP。

2. 新鲜血浆置换或输注　血浆置换为首选治疗方法，置换液为新鲜冰冻血浆。

3. 糖皮质激素　单用无效，常与血浆输注或血浆置换联合应用。

4. 抗血小板聚集剂　静脉滴注低分子右旋糖酐。

5. 成分输血　严重贫血者可输注洗涤红细胞，血小板输注可能会加重 TTP 血栓形成，应特别慎重。

6. 脾切除　对以上治疗无效或多次复发者，可考虑脾切除治疗。

7. 其他治疗　包括对症治疗及对伴有肾功能不全者的血液透析治疗等，但注意血液透析不能有效清除 vWF 多聚体。

【主要护理问题】

1. 有出血的危险　与血小板减少有关。

2. 活动无耐力　与贫血有关。

3. 有受伤的危险　与神经精神异常有关。

4. 语言沟通障碍　与微血管病变、大脑病变及神经精神症状有关。

【护理目标】

（1）患者皮肤、黏膜出血范围缩小或停止出血，血小板数量接近正常或正常。

（2）患者活动无耐力的症状减轻或消失，血红蛋白数量接近正常或正常。

（3）患者感知恢复正常，无受伤发生。

【护理措施】

1. 病情观察 观察皮肤、黏膜出血的部位、范围和出血量；观察黄疸、贫血及尿色；经常询问患者有无不适；观察有无头痛、言语不清、性格改变、定向障碍和神志异常等精神异常症状；了解化验结果。肾功能损害患者，应及时准确记录24h出入水量。

2. 休息和活动 患者应在安静、安全、舒适的环境中卧床休息；在病情允许的情况下，有计划地适量活动。计划每日活动的强度、持续时间、次数，对不允许活动的患者，制订被动活动计划。

3. 饮食 进食高蛋白、高维生素、高热量、少渣、易消化软食，以防口腔黏膜擦伤。餐前、餐后漱口，保持口腔清洁。

4. 预防出血 血小板计数 $<20 \times 10^9/L$，常有自发性出血倾向，护理患者时要注意观察有无内脏出血及颅内出血。饮食要少渣，预防消化道出血。便秘、咳嗽可引起颅内压升高，有可能造成颅内出血，因此要预防并及时对症处理。便秘者可给予缓泻剂、开塞露；剧咳者可给予镇咳药、抗生素治疗。

5. 心理指导 对性格改变、言语不清、失语的患者，护理人员应以尊重、和蔼的态度对待患者。与患者进行非语言沟通时，要耐心，双眼注视患者，通过读唇语获得患者要表达的信息，提出的问题尽量使患者能用简单动作回答，如点头、摇头、眨眼、打手势等。将呼叫器置于患者易接触的地方，尽量安排熟悉患者情况的护士提供连续性的责任制护理，加强安全防护措施，确保患者安全。对昏迷患者要加强基础护理，防止感染等并发症的发生。

6. 高热患者护理 对高热患者，可进行物理降温，如冰袋降温、温水擦浴等，切忌使用乙醇，必要时给予药物降温。

7. 血浆置换术（PE）的护理

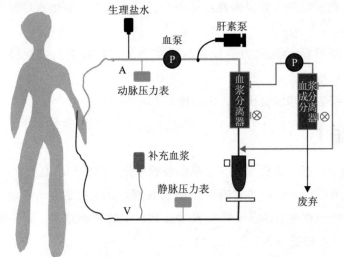

（1）术前护理：①心理护理：由于 TTP 罕见，多数患者起病急，病情危重，而且 PE 作为一种有创性治疗，可引起出血、感染、低血压等，这些都可引起患者及其家属的焦虑、悲观、无助等不良心理。护士在术前需要了解患者的心理状态，帮助和鼓励清醒患者稳定情绪，树立信心。因多数 TTP 患者有不同程度的精神障碍，故术前向患者家属说明 PE 治疗 TTP 的必要性、并发症及操作规程，以取得家属的配合尤为重要。②了解病情，做好术前准备：术前测生命体征、体重，查血常规及肝、肾功能，了解患者的心肺功能，对心肺功能不全者严格控制输入量和输入速度，初步确定每次血浆置换量。备齐 PE 用物、血浆，准备好抢救用品，以备置换过程中发生不良反应和意外情况发生时使用。③血管通路：PE 时需要建立两条静脉通道，宜选用充盈、粗直、暴露的静脉进行穿刺，选择的静脉口径应略大于穿刺针的口径，一般采用较易固定的两臂肘前静脉穿刺，如患者外周静脉较难穿刺时，可以进行中心静脉置管，以建立有效的循环通路。

（2）血浆置换中的护理：①注意观察患者脉搏、血压等生命体征的变化。②保证有效的循环通路，如血流不畅，应及时查找原因。可能存在的原因有静脉回路血栓形成、穿刺部位血栓形成、穿刺针穿破静脉壁等。严格执行无菌操作，连接血管通路和更换血浆时避免污染，并按输血的一般护理常规严格查对血浆。③观察有无枸橼酸中毒反应。观察患者有无口周麻木，严重者可出现肢体抽搐、寒战、胸部压迫感、恶心、呕吐等。处理：立即补钙，降低流速。为了预防枸橼酸中毒，在分离过程中每使用 200mL 的枸橼酸溶液，即补充 10% 葡萄糖酸钙溶液 10mL。④注意防治过敏反应：为了预防过敏反应的发生，宜在输注血浆前肌内注射或静脉注射抗过敏药物。如出现过敏反应，应立即停止输注血浆，并肌内注射异丙嗪或静脉注射地塞米松等抗过敏药物。⑤注意防止发生血容量失衡，在置换过程中，若去除速度过快，去除血量过多，可出现低血容量症状，如胸闷、头晕、心悸、脸色苍白、冷汗、血压下降等；若回输速度过快，回输量过多，可出现循环血量超负荷症状，如胸闷不适、头昏、头痛、呼吸困难、血压升高，严重者出现心力衰竭、肺水肿。以上症状都可导致死亡，必须及时抢救。血浆置换过程中应特别注意，加强监护。

（3）血浆置换后的护理：①PE 后嘱患者卧床休息，穿刺后加压止血，以防渗血。对使用静脉留置针或深静脉置管的患者，每日给予肝素稀释液封管，观察穿刺部位有无渗血、红肿，深静脉置管穿刺处每日换药。②及时观察生命体征的变化，复查与疾病有关的各项指标，观察患者的相关实验室检查及临床症状有无改善。

第四章　白血病患者的护理

第一节　概　述

【概述】

白血病(leukemia)是一类起源于造血(或淋巴)干细胞的恶性疾病。其特点是白血病细胞失去进一步分化成熟的能力而停滞在细胞发育的不同阶段,在骨髓和其他造血组织中广泛而无控制地增生,并浸润、破坏全身各组织器官,产生各种症状和体征,而正常造血功能受抑制,外周血中出现幼稚细胞。临床上常有贫血、发热、出血,以及肝、脾、淋巴结不同程度肿大等表现。白血病约占人类全部癌肿的10%。我国白血病发病率为2.76/10万,急性白血病明显多于慢性,尤其多发生于儿童和青壮年,是儿童和35岁以下人群肿瘤死亡的首位病因。

【病因】

白血病的病因尚不明确,但某些诱因可能与白血病的发生有关:

(1)病毒:目前认为C型RNA肿瘤病毒与人类白血病有关。人类T淋巴细胞病毒-Ⅰ能引起成人T细胞白血病。

(2)放射线:放射核素有致白血病的作用,其作用与放射剂量的大小和放射部位有关。1945年日本广岛和长崎遭原子弹袭击后,幸存者中白血病的发生率分别比未受照射的人群高30倍和17倍。放射治疗强直性脊柱炎和放射性药物32P治疗真性红细胞增多症,白血病发生率均较对照组高。放射线可诱发急性非淋巴细胞白血病、急性淋巴细胞白血病和慢性粒细胞白血病,并且发病前常有一段骨髓抑制期,其潜伏期为2~16年。

(3)化学物质:苯及其衍生物、氯霉素、保泰松、乙双吗啉、烷化剂、细胞毒药物均可致白血病。苯致白血病作用比较肯定,其致急性白血病以急性粒细胞白血病和急性红白血病为主,致慢性白血病主要为慢性髓细胞白血病(CML)。烷化剂和细胞毒药物可致继发性白血病也较肯定。多数继发性白血病是发生在原有淋巴系统恶性肿瘤和易产生免疫缺陷的恶性肿瘤经长期烷化剂治疗后,发病间隔 2～8 年。化疗引起的继发性白血病以急性非淋巴细胞白血病(ANLL)为主,且发病前常有一个全血细胞减少期。乙双吗啉用于治疗银屑病,是一种极强的致染色体畸变物质。服乙双吗啉后 1～7 年发生白血病(中位数 4 年)。

(4)遗传和先天性易患因素:单卵孪生子如果其中一个发生白血病,另一个人发病率达 1/5,比双卵孪生子高 12 倍。家族性白血病占白血病总数的 0.7%,偶见先天性白血病。某些遗传性疾病有较高的白血病发病率,如 Down(唐氏综合征)、Bloom 综合征(面部红斑侏儒综合征)、Fanconi(先天性再生障碍性贫血)等白血病发病率均较高。Down(唐氏综合征)急性白血病发生率比一般人群高 20 倍。上述多数遗传性疾患具有染色体畸变和断裂,但绝大多数白血病不是遗传性疾病。

【分类】

根据白血病细胞成熟程度和自然病程,可分为两大类:急性白血病(AL)和慢性白血病(CL)。根据细胞形态进一步分为各种亚型。

1. 急性白血病 病程急、症状重,自然病程仅数月,细胞分化停滞在较早阶段,骨髓及周围血中以原始及早期幼稚细胞为主,原始细胞比例超过非红系的 20%。

2. 慢性白血病 起病较缓慢,病程较长,自然病程可为数年,细胞分化停滞在较晚阶段,骨髓及周围血中以成熟和较成熟细胞为主,可伴有一定数量的幼稚细胞,原始细胞比例通常不超过 10%。

第二节 急性白血病患者的护理

【概述】

急性白血病是造血干细胞分化成熟障碍导致的恶性克隆性疾病,发病时骨髓中异常的原始细胞及幼稚细胞(白血病细胞)大量增殖并抑制正常造血,广泛浸润肝、脾、淋巴结等各种脏器。其特点为体内大量白血病细胞无控制地增生,出现于骨髓和许多其他器官和组织,并进入外周血液中。

【病因】

急性白血病的病因和发病机制不完全清楚,可能与以下因素有关:①放射因素。②化学因素。③病毒因素。④遗传因素。

【分类】

目前世界卫生组织(WHO)疾病分类建议采用的 MICM 分类法已被广泛接受,大型医院均采用此分类法,在条件有限的医院只能靠形态学即 FAB 分类法。

1. 急性白血病分类

(1)急性髓细胞白血病(AML)简称急非淋。

(2)急性淋巴细胞白血病(ALL)简称急淋。

2. 急性淋巴细胞白血病按细胞形态进一步分为各种亚类

(1)L1:原始和幼淋巴细胞以小细胞为主。

(2)L2:原始和幼淋巴细胞以大细胞为主,大小细胞均有。

(3)L3:原始和幼淋巴细胞以大细胞为主,大小较一致,细胞内有明显空泡,胞质嗜碱性,染色深。

3. 急性髓细胞白血病按细胞形态进一步分为各种亚类

(1)AML – M0(急性髓细胞白血病微分化型):骨髓原始细胞 >30% ,无嗜天青颗粒,核仁明显,光镜下髓过氧化物酶(MPO)阳性细胞 <3% 。

(2)AML – M1(急性髓细胞白血病未分化型):原粒细胞(Ⅰ型 + Ⅱ型,原粒细胞质中无颗粒为Ⅰ型,出现少数颗粒为Ⅱ型)占骨髓非红系有核细胞(NEC,指不包括浆细胞、淋巴细胞、组织嗜碱细胞、巨噬细胞及所有红系有核细胞的骨髓有核细胞计数)的 90% 以上,其中至少 3% 以上细胞为 MPO 阳性。

(3)AML – M2(急性粒细胞白血病部分分化型):原粒细胞占骨髓 NEC 的 30% ~89% ,其他粒细胞 >10% ,单核细胞 <20% 。

(4)AML – M3(急性早幼粒细胞白血病):骨髓中以颗粒增多的早幼粒细胞为主,此类细胞在 NEC 中 >30% 。

（5）AML－M4（急性粒－单核细胞白血病）：骨髓中原始细胞占 NEC 的 30% 以上,各阶段粒细胞占 30% ~ 80%,各阶段单核细胞 > 20%。M4EO 除上述 M4 型各特点外,嗜酸粒细胞在 NEC 中≥5%。

（6）AML－M5（急性单核细胞白血病）：骨髓 NEC 中原单核、幼单核及单核细胞≥80%。

（7）AML－M6（急性红白血病）：骨髓中幼红细胞≥50%,NEC 中原始细胞（Ⅰ型＋Ⅱ型）≥30%。

（8）AML－M7（急性巨核细胞白血病）：骨髓中原始巨核细胞≥30%。

4. WHO 急性髓细胞白血病 AML 分型　按 2008WHO 分型,AML 分为四大类（表 4－1）。

表 4 - 1　WHO 急性髓细胞白血病 AML 分型

AML 分类	亚类
AML 伴有基因异常	AML 具有 t(8;21)
	AML 伴有 inv(16)
	APL 伴有 t(15;17)
	AML 伴有 t(9;11)
	AML 伴有 t(6;9)
	AML 伴有 inv(3)
	AML 伴有 t(1;22)
	AML 伴有 NPM1 突变
	AML 伴有 CEBPA 突变
AML 具有骨髓增生异常综合征（MDS）相关改变,治疗相关髓系肿瘤	
AML 不具特殊改变	AML 微分化型（M0）
	AML 未成熟型（M1）
	AML 伴成熟型（M2）
	急性粒－单核细胞白血病（M4）
	急性单核细胞白血病（M5）
	急性红白血病（M6）
	急性巨核细胞白血病（M7）
	急性嗜碱细胞白血病
	急性全髓增生伴骨髓纤维化

续表

AML 分类	亚类
急性白血病复杂系列型	急性未分化白血病
	混合表型白血病具有 t(9;22)易位
	混合表型白血病具有 t(v;11q23),MLL 重排
	混合细胞白血病(B/髓混合)
	混合细胞白血病(T/髓混合)
	NK 细胞急性白血病/淋巴瘤

【诊断要点】

1. **临床表现**　急性白血病起病急,临床表现为:

(1)正常骨髓造血功能受抑制表现:

1)贫血:大部分患者有贫血表现,以疲乏和皮肤苍白为最常见的症状和体征。多数为轻至中度贫血,老年人或病史较长者、继发于 MDS 者就诊时有重度贫血,出现心血管和呼吸系统症状,表现为心动过速、呼吸困难、心绞痛、晕厥等。贫血的主要原因是正常红系造血功能被异常的白血病细胞抑制,次要原因是无效红细胞生成、红细胞寿命缩短、不同部位的出血等。

2)出血:AL 发病时,血小板减少极为常见。出血可发生在全身各部位,以皮肤淤点、淤斑,鼻出血,牙龈出血,女性患者月经过多为多见。急性早幼粒细胞白血病易并发 DIC 而出现全身广泛出血。视网膜出血可出现视力减退,甚至失明。耳内出血可出现眩晕、耳鸣。颅内出血、消化道或呼吸道出血可致命。血液中的白血病细胞急骤升高至 150×10^9/L,脑部血管因大量白血病细胞淤滞并且浸润血管壁,易出现颅内出血。颅内出血可致头痛、恶心、呕吐、瞳孔大小不等、瘫痪、昏迷或突然死亡。出血的主要原因是:血小板明显减少、血小板功能障碍、凝血因子减少、白血病细胞对毛细血管壁浸润等。

3)感染:少数白血病本身可以发热,但高热往往提示有继发感染。对正在进行化疗的患者,感染更成为发热的主要原因,仅有少数患者与药物反应或血液制品输注有关。AL 患者的免疫功能特别是细胞免疫功能减退,抗白血病药物进一步抑制造血和免疫功能,损伤消化道黏膜,使固有的细菌能从口腔、鼻腔、肠道、肛周进入血液等。联合化疗、肾上腺皮质激素、广谱抗生素的应用,使患者易患条件致病菌和真菌感染,真菌感染常为念珠菌、曲霉菌、隐球菌等。患者还可出现疱疹病毒、巨细胞病毒、肺孢子虫感染。

（2）白血病细胞增殖浸润的表现：

1）肝、脾、淋巴结肿大：40%AML可发生肝、脾、淋巴结肿大，多数患者为轻度肿大，只有10%的患者可有明显肝、脾、淋巴结肿大。ALL常见淋巴结肿大，多数表现为全身淋巴结肿大，少数为局部淋巴结肿大，如颌下、颈部、腋窝、腹股沟淋巴结肿大。淋巴结呈轻至中度肿大，质地中等，无压痛，边缘光滑，与周围组织无粘连。纵隔淋巴结肿大常见于T细胞ALL。ALL肝、脾大也较常见。肿大程度与疾病发展快慢无平行关系，肝、脾为轻至中度大，质地中等。个别患者脾肿大肋下6cm。

2）胸骨压痛：与白血病细胞浸润引起的骨血管阻塞、骨膜张力增高或骨髓腔压力增大有关。

3）多处骨及关节疼痛：易见于ALL。白血病细胞浸润、破坏骨皮质和骨膜时可引起疼痛，以酸痛、隐痛常见，有时出现剧痛。白血病细胞侵犯关节多数是大关节，疼痛部位无红、肿、发热，关节痛多见于儿童，易被误诊为风湿性关节炎。

4）绿色瘤：眼部常见白血病细胞浸润眶周骨膜，称粒细胞肉瘤或绿色瘤。可引起眼球突出、复视或失明。

5）皮肤、黏膜、牙龈浸润（易见于AML – M4、AML – M5）：皮肤浸润表现为白血病细胞真皮结节，常为多发或遍及全身皮肤，少数为散发。皮肤浸润高出皮肤表面，为粉红色，与小丘疹相似，无瘙痒。真皮结节可发生在骨髓或其他组织白血病浸润之前，也常常是病情复发的首发症状。真皮结节对化疗敏感，可完全消失，且不影响AML的预后。

6）中枢神经系统白血病（易见于ALL，其次为AML – M4、AML – M5，也见于AML – M2、AML – M3）：脑实质浸润与脑瘤相似，脑膜浸润与脑膜炎相似。主要表现为颅内压增高、头痛、头晕、恶心、呕吐、颈项强直、视神经盘水肿，不发热，严重时出现抽搐、昏迷。脑脊液压力增高，白细胞数增加，蛋白增加。如颅神经受损，则有相应的临床表现：视力障碍、面肌麻痹、眩晕、共济失调、昏迷、偏瘫或全瘫等。中枢神经系统白血病（CNS – L）的发病机制主要与颅骨骨髓中白血病细胞沿硬脑脊膜直接延伸至颅内有关。ALL和白细胞总数 $>40 \times 10^9/L$ 的AML患者应进行腰穿检查。每毫升脑脊液中若发现5个典型特征的原始细胞则是CNS – L细胞学诊断的基本标准。

7）其他组织：如肺、心、消化道、泌尿生殖系统。睾丸白血病易见于ALL治疗后血液学长期缓解的儿童或青年。早期可无任何表现，明显的睾丸白血病患者睾丸呈无痛性肿大，局部变硬，可以呈结节状，阴囊皮肤色泽改变，多呈棕黑色或青黑色,透光试验阴性。

(3)其他表现:

1)白细胞淤滞综合征:易见于 AML,白细胞 $>100 \times 10^9/L$,可见血流缓慢淤滞,血管堵塞,器官缺血、出血的症状,如呼吸困难、呼吸窘迫、低氧血症、反应迟钝、言语不清、颅内出血等症状。

2)肿瘤溶解综合征:易见于 ALL,由于细胞内物质快速释放入血所致,表现为高尿酸血症、高血钾症、高磷酸血症及低钙血症等。

2. 实验室检查

(1)血常规:不同程度贫血及血小板减少。白细胞可见增多,也有的白细胞计数正常或减少。

(2)外周血涂片:可见数量不等的原始及幼稚细胞。白细胞不增多病例不易检出。

(3)骨髓检查:是诊断 AL 的主要依据和必做检查,包括形态学、细胞化学,有条件应做流式细胞检查和分子生物学检查。①形态学:FAB 协作组提出原始细胞≥骨髓有核细胞的 30% 为 AL 的诊断标准,WHO 分类将骨髓原始细胞≥非红系(NEC)20% 定为 AL 的诊断标准。多数病例骨髓象有核细胞显著增生,以原始细胞为主,而较成熟中间阶段细胞缺如,并残留少量成熟粒细胞,形成所谓"裂孔"现象。②细胞化学,见表 4-2。③免疫学检查、染色体和基因改变检测:可以弥补形态学分型的不足,使分型更精确,提高诊断符合率,从而对判断预后和指导用药更具有实际意义。

表4-2　细胞化学染色鉴别白血病类型的意义

	急性淋巴细胞白血病	急性粒细胞白血病	急性单核细胞白血病
过氧化物酶 (POX)	-	分化差的原始细胞 - ~ + 分化好的原始细胞 + ~ + + +	- ~ +
糖原 PAS 反应	+,成块或颗粒状	- 或 +,呈弥漫性淡红色	- 或 +,呈弥漫性淡红色或颗粒状
非特异性酯酶	-	- ~ +,NaF 抑制小于 50%	+,NaF 抑制大于 50%
中性粒细胞碱性磷脂酶(NAP)	增加	减少或 -	正常或增加

（4）血液生化改变：尿酸增高，乳酸脱氢酶（LDH）增高，高白细胞时血糖降低（假性低血糖），肿瘤溶解时高钾、高磷及低钙血症等。

【治疗原则及常用治疗方案】

1. 对症及支持治疗

（1）防治感染：①化疗前局灶性感染要予以根除。加强基础护理，强调口腔、鼻腔、皮肤及肛门周围的清洁卫生。注意环境的清扫卫生和消毒。②当体温≥38.5℃时，可按感染处理。应立即寻找感染灶和送血培养加药敏试验，并开始抗生素经验性治疗，并按细菌培养药敏报告酌情调整方案。白血病的继发感染以革兰氏阴性杆菌居多数，可选用氨基糖苷类加 β 内酰胺类或喹诺酮类抗生素联合应用。③当白细胞明显减少（$< 1.5 \times 10^9/L$）采取保护性隔离措施。化疗后白细胞显著减少，可应用粒细胞集落刺激因子（G - CSF）或粒细胞 - 巨噬细胞集落刺激因子（GM - CSF）等生长因子。必要时静脉用丙种球蛋白。

（2）纠正贫血：严重贫血输红细胞悬液等使红细胞维持 Hb $> 80g/L$。白细胞淤滞时输血暂缓。

（3）控制出血：血小板 $< 20 \times 10^9/L$ 并伴有出血情况或血小板 $< 10 \times 10^9/L$ 时，输血小板悬液。如弥散性血管内凝血应积极做相应处理。

（4）防治高尿酸血症：补液时每小时尿量 $> 150mL/h$ 并保持碱性尿，降尿酸治疗，如别嘌呤醇，每次 100mg，每日 3 次。

（5）紧急处理高白细胞血症：白细胞 $> 100 \times 10^9/L$ 时，就应紧急使用血细胞分离机，单采清除过高的白细胞（M3 型不首选），同时给以水化和碱化尿液。按白血病分类诊断实施化疗前短期预处理：ALL 用地塞米松 $10mg/m^2$，静脉注射；AML 用羟基脲（1.5～2.5）g/6h[总量（6～10）g/d]约 36h，然后进行联合化疗。需预防白血病细胞溶解诱发的高尿酸血症、酸中毒、电解质紊乱、凝血异常等并发症。

（6）补充营养，维持水、电解质平衡。

2. 抗白血病治疗　化疗策略：早期、联合、足量、间歇、个体化、分阶段髓外防治。其分两个阶段，即诱导缓解和巩固强化治疗。治疗急性白血病常用化疗药物见表 4 - 3。

表4-3　治疗急性白血病常用化疗药物

种类	药名	缩写	药理	主要不良反应
抗叶酸代谢	甲氨蝶呤	MTX	干扰 DNA 合成	口腔及胃肠道黏膜溃疡,肝损害,骨髓抑制
抗嘌呤代谢	巯嘌呤	6-MP	阻碍 DNA 合成	骨髓抑制,胃肠道反应,肝损害
抗嘧啶代谢	阿糖胞苷	Ara-C	阻碍 DNA 合成	口腔溃疡,消化道反应,脱发,骨髓抑制,巨幼变
烷化剂	环磷酰胺	CTX	破坏 DNA	骨髓抑制,恶心、呕吐,脱发,出血性膀胱炎
生物碱类	长春新碱	VCR	抑制有丝分裂	末梢神经炎,腹痛,脱发
	三尖杉碱	H		骨髓抑制,心脏损害,消化道反应
抗生素类	柔红霉素	DNR	抑制 DNA、RNA 合成	骨髓抑制,心脏损害,消化道反应
	吡柔比星	THP	抑制 DNA、RNA 合成	骨髓抑制,心脏损害,消化道反应
	阿克拉霉素	ACM	抑制 DNA、RNA 合成	骨髓抑制,心脏损害,消化道反应
	米托蒽醌	Mx	抑制 DNA、RNA 合成	骨髓抑制,心脏损害,消化道反应
鬼臼毒素衍生物	鬼臼乙叉苷（依托泊苷）	VP-16	干扰 DNA、RNA 合成	骨髓抑制,脱发,消化道反应
酶类	门冬酰胺酶	L-ASP	影响瘤细胞蛋白质合成	肝损害,过敏反应,高尿酸血症,高血糖,胰腺炎,氮质血症
激素类	泼尼松	P	破坏淋巴细胞	类库欣综合征,易感染,高血压,糖尿病
抗嘧啶、嘌呤代谢	羟基脲		阻碍 DNA 合成	消化道反应,骨髓抑制
肿瘤细胞诱导分化剂	全反式维A酸	ATRA	使白血病细胞分化为具有正常表型功能的血细胞	皮肤黏膜干燥,口角破裂,消化道反应,头晕,关节痛,肝损害

(1)诱导缓解:

1)目标:完全缓解(CR),即满足5个条件:①临床无白血病细胞浸润所致的症状和体征,生活正常或接近正常。②血象:Hb≥100g/L(男),≥90g/L(女性及儿童),中性粒细胞绝对值≥1.5×10⁹/L,血小板≥100×10⁹/L。外周血白细胞分类中无白血病细胞。③骨髓象:原粒细胞Ⅰ型+原粒细胞Ⅱ型(原始单核+幼稚单核或原始淋巴+幼稚淋巴细胞)≤5%,红细胞及巨核细胞系列正常。M2b型:原粒细胞Ⅰ型+原粒细胞Ⅱ型≤5%,中性中幼粒细胞比例在正常范围。M3型:原粒细胞+早幼粒细胞≤5%。M4型:原粒细胞Ⅰ型+原粒细胞Ⅱ型+原始单核+幼稚单核细胞≤5%。M5型:原始单核Ⅰ型+原粒细胞Ⅱ型+幼稚单核细胞≤5%。M6型:原粒细胞Ⅰ型+原粒细胞Ⅱ型≤5%,原始红细胞及幼红细胞比例基本正常。M7型:粒细胞、红细胞二系比例正常,原始巨核细胞、幼稚巨核细胞基本消失。急性淋巴细胞白血病:原始淋巴细胞+幼稚淋巴细胞≤5%。④无髓外白血病。⑤理想的CR为初诊时免疫学、细胞遗传学和分子生物学异常标志消失。但是仍有一些患者是部分缓解(PR):骨髓原粒细胞Ⅰ型+原粒细胞Ⅱ型(原始单核+幼稚单核细胞+原始淋巴细胞+幼稚淋巴细胞)>5%而≤20%;或临床、血象中有一项未达完全缓解标准者。

2)方案:①AML首选DA(3+7)方案:柔红霉素(DNR)45mg/(m²·d),第1~3天;阿糖胞苷(Ara-C)100mg/(m²·d),第1~7天。可酌情用高三尖杉酯碱、去甲氧柔红霉素、米托蒽醌替代DNR。缓解困难者可选用预激方案CAG方案(G-CSF 5μg/kg,化疗前1天应用,共计14d;Ara-C 10mg/m²,每12h一次,第1~14天;阿克拉霉素10~14mg/m²,第1~4天、第11~14天)、CHAG方案(G-CSF 5μg/kg,化疗前1天应用,共计14d;Ara-C 10mg/m²,每12h一次,第1~14天;阿克拉霉素10~14mg/m²第1~4天、第11~14天;高三尖杉酯碱1mg/m²,第1~14天),或者选用氟达拉滨。②急性早幼粒细胞白血病(APL)的诱导治疗按危险度(WBC、PLT)分层。低/中危组:诱导治疗前外周血WBC≤10×10⁹/L,低危组:PLT>40×10⁹/L,中危组:PLT≤40×10⁹/L。方案包括ATRA+柔红霉素(DNR)或去甲氧柔红霉素(IDA);ATRA+亚砷酸+蒽环类药物;ATRA+亚砷酸双诱导治疗。高危组:诱导治疗前外周血WBC>10×

10^9/L。方案包括 ATRA + 亚砷酸 + 蒽环类药物；ATRA + 蒽环类药物；ATRA + 蒽环类药物 ± 阿糖胞苷（Ara － C）。药物使用剂量（根据患者具体情况适当调整）：ATRA：20mg/（$m^2 \cdot d$）口服至 CR；亚砷酸 0.16mg/（kg · d）静脉滴注至 CR（20 ~ 35d）；IDA（8 ~ 12）mg/（$m^2 \cdot d$）或 DNR（25 ~ 45）mg/（$m^2 \cdot d$）静脉输注，第 2、4、6 天或第 8 天；Ara － C 150mg/（$m^2 \cdot d$）静脉输注，第 1 ~ 7 天。化疗开始时间：低危组患者可于 ATRA 或双诱导治疗 72h 后开始，高危组患者可考虑与 ATRA 双诱导开始。诱导过程中，可发生分化综合征，表现为肌肉骨骼疼痛、发热、肺间质浸润、呼吸窘迫、浆膜腔积液、急性肾衰竭甚至死亡。治疗：暂时停服 ATRA，吸氧，利尿，地塞米松 10mg 静脉注射，2 次/d，积极支持条件下白细胞单采清除和联用化疗等。③长春新碱（VCR）和泼尼松（P）组成的 VP 方案是急淋诱导缓解的基本方案。蒽环类药物（如柔红霉素、DNR）和门冬酰胺酶（L － ASP）即为 VDLP 方案，是大多数 ALL 采用的诱导方案，T － ALL 可在 VP 基础上加用环磷酰胺（CTX）或阿糖胞苷（Ara － C）。成熟 B － ALL 采用含大剂量环磷酰胺和甲氨蝶呤（HD － CTX 和 HD － MIX 方案）反复短程强化治疗。费城染色体（Ph）阳性的 ALL 患者可以合用伊马替尼进行靶向治疗。

（2）缓解后治疗：

1）造血干细胞移植：儿童标危组 ALL 化疗效果较好，不必进行造血干细胞移植。其他急性白血病有 HLA 匹配的同胞供髓者应在第一次缓解期内进行异基因造血干细胞移植。如无条件进行异基因造血干细胞移植，可考虑自身造血干细胞移植。

2）无条件进行造血干细胞移植者，可采用化疗巩固、强化维持治疗。①AML：选用 HD Ara － C 为主化疗，至少 4 个疗程。对低、中危险度组，维持治疗已无必要。不能采用上述治疗者，也可用常规剂量的不同药物组成化疗方案，每 1 ~ 2 个月轮换巩固维持 2 年，但长期生存率仅 10% ~ 15%。②APL 缓解后的巩固治疗建议根据危险分层进行治疗：ATRA 联合蒽环类药物达到 CR 者：a. 低/中危组：ATRA + 蒽环类（3d），共 2 个疗程。b. 高危组：ATRA + 亚砷酸 + 蒽环类药物（3d）+ Ara － C 150mg/（$m^2 \cdot d$）（7d），2 ~ 4 个疗程。ATRA 联合亚砷酸缓解者达到 CR 者：a. ATRA + 亚砷酸（28d），共巩固治疗6 ~ 8 个疗程，或 ATRA + 亚砷酸（14d），共巩固 12 ~ 16 个疗程。b. 以蒽环类为主的化疗：蒽环类（3d）+ Ara － C 100mg/（$m^2 \cdot d$）（5d），共 3 个疗程。c. 亚砷酸

0.15mg/(kg·d),每周5d,共4周,间隔4周,共4个循环周期。ATRA 45mg/(m²·d),共14d,间隔14d,共7个循环周期,治疗结束。③ALL巩固维持治疗一般需3年。巩固化疗尚无被广泛接受方案,推荐含LASP和HD–MTX的方案。巯嘌呤(6–MP)和MTX联合是有效维持治疗方案。复发时可选择原诱导化疗方案再诱导,或选用HD Ara–C联合米托蒽醌或氟达拉滨,效果更好。复发患者长期生存率小于5%。

(3)中枢神经系统白血病(CNSL)防治:

1)预防:ALL及成人AML高危组,尤其是M4型、M5型,大多数主张预防性治疗,应在CR后早期进行。目前常用鞘内注射甲氨蝶呤或阿糖胞苷加地塞米松。常用剂量为甲氨蝶呤10~15mg/次加地塞米松2~5mg/次,1~2次/周,连用4~6次,然后间隔6~8周重复一次,维持1~3年。

2)治疗:可鞘内注射甲氨蝶呤或阿糖胞苷治疗,然后维持治疗。挽救治疗是全颅脊髓照射。①一般以鞘内注射甲氨蝶呤(10~15mg/次)加地塞米松(2~5mg/次),2次/周,直至脑脊液细胞学及生化指标达到正常。然后每4~6周重复一次维持治疗,全身化疗选用含HD–MTX和HD–Ara–C方案,待全身化疗方案结束而停用。MTX鞘内注射可引起急性化学性蛛网膜炎,患者可出现发热、头痛、脑膜刺激征,鞘内注射加用地塞米松可以减轻不良反应。MTX不易透过血脑屏障,因此常规剂量MTX时其脑脊液中的浓度仅为血浓度的1.1%,而采用HD–MTX静脉用药时,脑脊液中的MTX浓度可提高到血浓度的60%。大剂量Ara–C静脉注射后,脑脊液的药物浓度可达血浓度的40%。②全颅照射24~30Gy,分14~18次,在3周内完成;脊髓照射12~18Gy,分6~12次完成。

(4)睾丸白血病治疗:药物对睾丸白血病疗效不佳,必须进行放射治疗,每天剂量为1.5~2.5Gy,疗程10~16d,总剂量为18~25Gy。若低于6Gy则疗效差,容易复发。即使一侧肿大,也需两侧放射。

【主要护理问题】

1. 预感性悲哀 与担心疾病恶性程度及预后有关。
2. 体温异常:体温过高 与机体抵抗力下降、合并感染、本病进展有关。
3. 营养失调:低于机体需要量 与放疗和化疗致恶心、呕吐、食欲缺乏,以及疾病导致高消耗状态等因素有关。

4. 舒适的改变　与本病引起骨痛、淋巴结肿大压迫、放化疗毒性等因素有关。

5. 活动无耐力　与大量长期化疗、贫血、组织缺氧有关。

6. 潜在并发症　感染、出血、贫血与本病浸润、化疗药物的不良反应有关。

7. 低效型呼吸形态　与肺部感染及肿大淋巴结压迫有关。

8. 知识缺乏　缺乏与疾病相关的知识有关。

9. 照顾者角色困难　与疾病致家庭意见冲突及经济条件受限等有关。

【护理目标】

(1)患者能正确面对疾病,控制不良情绪,主动配合治疗和护理。

(2)减少或减轻药物毒性反应的发生,一旦发生,能及时发现和配合处理。让患者了解放、化疗的不良反应的临床表现,掌握自我照顾和自我护理的方法。

(3)减少感染(尤其院内感染)的发生,让患者掌握自我监测体温变化及物理降温的方法。

(4)患者了解血常规的正常值,能够准确判读血常规。

(5)患者掌握休息、活动、饮食等的注意事项。帮助其逐步恢复体力,逐步耐受日常活动。

(6)得到社会及家属的支持。

【护理措施】

1. 病情观察

(1)观察体温和血压变化,发热时注意观察热峰持续时间与间隔时间,有无伴随症状,如畏寒、寒战、咽部不适或咽痛、牙痛、咳嗽、咳痰、胸痛、膀胱刺激征、腹泻、肛周不适等。体温达38.5℃以上时,可给予物理降温:温水擦浴或冰块冷敷,禁用酒精擦浴。观察降温效果,如无效及时通知医生,及时更换汗湿的衣服及床单,防受凉;血压降低时,要密切观察患者神志变化,保证静脉输液通畅,观察尿量变化,防治休克。

(2)观察患者营养状况、活动情况、排便情况等。

(3)定期检测血象变化,以便了解病情的发展及药物治疗的效果,随时调整药物剂量。

（4）观察化疗的不良反应。

2. 贫血的护理

（1）保证充足的休息及睡眠，根据患者贫血程度制订合理活动计划，逐步提高活动耐受水平，轻、中度贫血患者，活动量以患者不感到疲劳、不加重症状为宜，病情好转后逐渐增加活动量。严重贫血、血红蛋白 <60g/L 时尽量卧床休息。

（2）严重贫血患者给予氧气吸入，改善组织缺氧症状。

（3）遵医嘱输注红细胞悬液。老年患者，耐受力较差的患者或贫血较重需要长期输血治疗的患者，有时患者的血红蛋白 >60g/L 但已出现明显的心累、气急、头昏、耳鸣、面色苍白等贫血症状，也应积极采取输血治疗，以提高患者的生活质量。

（4）贫血严重的患者改变体位，如坐起或起立时，动作应缓慢，由他人扶持协助，防止突然体位改变发生晕厥而摔伤。

3. 出血的护理

（1）密切观察患者有无出血倾向，如有无皮肤出血点、淤斑，鼻出血，牙龈及眼底出血等。了解化验结果，如血红蛋白、血小板计数、出凝血时间、凝血因子等。

（2）休息与饮食：血小板为 $20 \times 10^9/L$ 时，患者应卧床休息。保证充足的睡眠，避免情绪激动。鼓励患者进食高蛋白、高维生素、易消化的软食或半流质食物，禁食粗糙、过硬食物。保持大便通畅，必要时给予开塞露协助排便，避免腹内压增高引起出血。

（3）皮肤出血的预防和护理：保持床单元平整，衣物轻软舒适，静脉穿刺时，尽量缩短止血带的使用时间，避免皮肤摩擦及肢体受压引起出血。勤剪指甲，以免抓伤皮肤。尽量避免有创操作，如肌内注射、各种穿刺、拔牙等。必须进行有创操作时，适当延长按压时间，并观察有无渗血情况。

（4）鼻腔出血的预防和护理：鼻腔干燥时，可用棉签蘸取少量液状石蜡或抗生素软膏轻轻涂擦，3~4 次/d。指导患者勿用力擤鼻涕，防止鼻部外伤，如用力抠鼻痂和外力撞击鼻部。少量的鼻出血可用干棉球或明胶海绵填塞，无效时可用蘸1：1 000 肾上腺素的棉球填塞压迫止血并局部冷敷；出血严重时，尤其是后鼻腔出血可用凡士林油纱条做后鼻腔填塞术。术后定时用无菌液状石蜡滴入，以保持黏膜湿润，术后 3d 可轻轻去除油纱条。若仍出血，需更换油纱条再填塞。患者鼻腔填塞后,被迫张口呼吸,应做好口腔护理。

(5)口腔、牙龈出血的预防和护理:指导患者用软毛牙刷刷牙,忌用牙签剔牙,避免食用油炸食品、质硬的食物,防止牙龈、口腔黏膜损伤。牙龈出血者应用冷去甲肾上腺素盐水漱口,出血不止者可用明胶海绵贴敷。血液是最好的细菌培养基,故应加强口腔护理,及时清除血迹,预防口腔感染。

(6)眼底出血者注意不能揉擦眼球,禁止长时间用眼,如看书、看电视、看手机等,防止出血加重。

(7)颅内出血的护理:保持情绪稳定、大便通畅,警惕颅内出血先兆征象,如颜面部皮下出血、球结膜出血、口腔血疱、鼻腔出血、呕血、咯血、血尿、便血等。若患者出现头痛、恶心、呕吐、视物模糊、颈项强直、意识障碍、大小便失禁等,提示颅内出血可能,及时报告医生并做好抢救准备。

(8)癫痫大发作的护理:颅内出血有时会出现癫痫全身强直-阵挛性发作(大发作):突然意识丧失,继之先强直后阵挛性痉挛。常伴尖叫、面色青紫、尿失禁、舌咬伤、口吐白沫或血沫、瞳孔散大。持续数十秒或数分钟后痉挛发作自然停止,进入昏睡状态。醒后有短时间的头昏、烦躁、疲乏,对发作过程不能回忆。若发作持续不断,一直处于昏迷状态者称大发作持续状态。癫痫大发作时的护理:①保护舌头:最好抢在出现先兆时将缠有纱布的压舌板(或手绢、纱布等卷成卷)放在患者一侧上、下白齿之间,防止咬伤舌头和颊部。②正在行走时发作时,顺势让患者躺下,防止突然摔倒,伤到头部和身体。对于已经倒地并且面部着地者,应使之翻过身,以免呼吸道阻塞。③此时若患者牙关紧闭,不要强行撬开,否则会造成牙齿松动脱落。④癫痫发作时呼吸道分泌物比较多,易造成呼吸道阻塞,应把患者头偏向一侧,方便分泌物流出,解开患者衣领和腰带,以保持呼吸道通畅。⑤患者抽搐时,不可强行按压其肢体或用约束带捆扎,以免造成肌肉、关节的人为损伤或骨折,可用枕头或其他柔软物保护大关节不致碰撞床栏等硬物。也不要强行给其灌药,防止窒息。⑥发作后患者会有一段时间意识不清,此时要有人陪在患者身边,或用轻松的语气与其说话,促其清醒。

(9)消化道出血的护理:消化道小量出血者,进食温凉流质饮食;大量出血者禁食水,建立多通路静脉通道,配血、做好输血前准备,保证液体、止血药物、血液制品的输入。准确记录出入液体量。

(10)咯血的护理:保持呼吸道通畅,防止窒息。密切观察患者有无胸闷、烦躁不安、气急、面色苍白、口唇发绀、大汗淋漓等窒息前症状。出现窒息征象时,应立即取头低脚高俯卧位,脸侧向一侧,避免血液吸入引起窒息。轻拍背部以利于血块排出,并迅速挖出或吸出口、咽、喉、鼻部血块。无效时,行气管插管或气管切开术,解除呼吸道阻塞。其余的同消化道出血的护理。

（11）对服用糖皮质激素的患者,给予抗酸治疗。

（12）必要时输注新鲜冰冻血浆、血小板、凝血因子。

4. 感染的护理

（1）保持病室整洁,定时通风,保持空气流通,温度保持在 $18\sim22℃$、湿度在60%。定时空气和地面消毒,维持环境清洁。避免或减少探视,工作人员及探视者在接触患者之前要认真洗手。定时洗澡、更衣及更换床上用品,重患者行床上擦浴,保持皮肤清洁。必须外出检查时,戴口罩预防呼吸道感染。根据气温变化,患者随时增减衣物,防止受凉感冒。对于接受超大剂量化疗、免疫抑制剂治疗、干细胞移植治疗期间的患者,必要时采用保护性隔离护理,移居单间、空气层流洁净病床或空气层流洁净病房,实施全环境保护。

（2）保持口腔及皮肤清洁卫生,预防感染。进餐前后、睡前、晨起用生理盐水漱口,睡前、晨起应用软毛刷刷牙;粒细胞缺乏时给予西吡氯铵漱口液、制霉菌素液漱口。定期洗澡更衣,勤剪指甲;女性患者应注意会阴部清洁,经期应增加清洗次数;保持大便通畅,便秘者可给缓泻剂,如麻仁胶囊、番泻叶等,防止发生肛裂。便后用温水、氯己定或 $1:5\,000$ 高锰酸钾溶液坐浴,预防肛周感染。

（3）除观察体温外,还应注意咽、鼻腔、腋下、耳后、外阴、肛门等部位隐匿感染的发生。

（4）实施各种注射、穿刺、检查治疗技术,应严格遵守无菌技术操作原则,皮肤消毒要彻底,操作后局部以无菌敷料保护不少于24h。

5. 药物护理

（1）向患者讲解药物的作用、不良反应及有关的注意事项。

（2）化疗药物一般须现配现用,根据不同药物的药理特点在相应时间内用完,以免影响疗效。确保剂量准确,如蒽环类化疗药物、长春碱类一般宜较快输注,而阿糖胞苷、高三尖杉酯碱宜缓慢滴注。

（3）化疗药物输注时应选择血流丰富的静脉,避开关节、反复穿刺及有疤痕的静脉。先用生理盐水建立输液通道,确保无误后再进行化疗药物的输注,注意保护血管。由于疗程长、化疗药物刺激性强,所以要由远心端至近心端有次序地选择和保留静脉,每次更换注射部位。静脉穿刺应一针见血,不拍打静脉,不挤压皮肤,以避免皮下出血。防止药物外渗,减轻局部刺激。化疗过程中加强巡视,并做好患者的相关教育。如发现化疗药物外渗,应立即停止滴注,并回抽2~3mL血液,以吸除部分药液,然后拔出针头重新选择另一静脉进行穿刺。外渗局部冷敷后再用75%酒精湿敷,亦可用2%利多卡因溶液+地塞米松+生理盐水局部做环形封闭,观察局部的变化。必要时选用中心静脉或深静脉留置导管。

(4)对症处理化疗不良反应。如使用甲氧氯普胺、恩丹西酮等药,最大限度地减少恶心、呕吐的发生。预防尿酸性肾病。根据心脏功能等因素,化疗过程适当补液,保证每日尿量在3 000mL以上,对入量够而尿仍少者,给予利尿剂。

(5)鞘内注射药物后应去枕平卧位4~6h,以免头痛。

6. 输血的护理　严格输血制度。一般先慢速滴注观察15min,若无不良反应,再按患者年龄、心肺功能、急慢性贫血及贫血程度调整滴速。输血过程中应密切观察输血引起的不良反应。

7. 饮食护理

(1)给予高蛋白、高维生素、高热量、营养丰富、易消化的饮食。注意饮食卫生,忌生冷及刺激性食物,防止发生肠道感染。口腔溃疡疼痛明显时可予利多卡因漱口液含漱(0.9%生理盐水250mL+2%利多卡因溶液10~20mL),以减轻疼痛。

(2)化疗期间鼓励患者多饮水,每日2 000~3 000mL,并遵医嘱给予别嘌呤醇及碳酸氢钠口服,以碱化、水化尿液,防止化疗期间细胞破坏引起的尿酸性肾病。

(3)化疗期间由于药物影响,患者进食少,应给予清淡合乎口味的饮食,注意食物的色、香、味,鼓励患者进食。

(4)血小板减少时,应指导患者进食少渣的软食。禁辛辣、生硬、刺激性食物,以防止口腔黏膜损伤引起出血。

8. 安全护理

(1)预防跌倒、坠床:①病区地面应防滑。②走廊、厕所墙壁应安装扶手。③带轮子的病床应有固定装置,使用期间固定牢靠。④消除病房、床旁及通道障碍。病房内尽量不要使用接线板,不得不使用接线板时,应放在适宜的地方,避免对行走造成障碍。⑤穿舒适的鞋及衣裤:穿平底、柔软、大小适当防滑鞋,穿长短合适的裤子。⑥高危人群应24h有家属陪伴,如厕时加强陪伴。⑦使用平车或轮椅时,要检查性能是否完好,轮胎是否有气等。用平车运送患者时,要将平车防护栏安好,上坡时头在前,下坡时脚在前;用轮椅推送患者下坡时应反向行走,路过沟坎时速度要慢。⑧夜间保持足够的灯光(开地灯),将物品放于患者易取处。⑨渐进下床:改变体位时做到"三部曲",平躺30s再坐起,坐起30s再站立,站立30s再行走,预防体位性低血压。⑩安全使用坐便器,保持大便通畅,预防便秘久坐、久蹲引起如厕时跌倒。

(2)预防烫伤:床边、桌上不要放置暖水瓶,防止被打翻而烫伤。

9. 心理护理　急性白血病是一种恶性程度高的疾病,治疗周期长,治疗过程中并发症多、死亡率高、治疗成本高。因此,患者容易产生恐惧、紧张和忧虑,甚至产生悲观、绝望的不良情绪。这样常常会影响疾病的治疗和恢复。部分患者甚至出现自杀、自伤行为。所以应做好患者的心理护理。

(1)了解患者的性格,对疾病的认知程度,注意患者的情绪变化,随时予以有针对性的心理疏导,克服其消极情绪。关心、理解患者,向患者及其家属介绍本病的相关知识、国内外治疗此病的最新进展及成功病例,鼓励患者正视疾病,安心配合治疗与护理。

(2)治疗前向患者解释放化疗中可能出现的不良反应及预防方法,消除顾虑,积极配合。

(3)了解患者的家庭、社会支持情况,嘱家属、亲友给予支持和鼓励,建立社会支持网。

10. 环境和专业知识健康宣教

(1)消除环境中的危险因素,不要过多接触X线或其他有害的放射线,与放射线接触的工作人员应做好职业防护。

(2)专业知识宣教:向患者及其家属介绍疾病的有关知识,使其了解疾病的发展过程,学会自我护理的方法与技巧。帮助患者建立良好的生活方式,劳逸结合、加强营养。

11. 预防感染的健康宣教

(1)预防肛周感染的健康宣教:

1)调节饮食预防便秘。进食清洁易消化的半流质软食,少量多餐,避免食用辛辣、刺激性、不洁食物,多食用新鲜蔬菜、水果,以及富含纤维素的糙米、豆类等食物,以增加肠蠕动。同时食用润肠通便的食物,如香蕉、核桃等。多饮水,保持每天2 000~3 000mL,以保持大便通畅防止便秘的发生。

2)每天定时排便,养成良好的排便习惯,防止肛裂、痔的发生。若大便干燥排便困难,可适当给予麻仁胶囊、乳果糖、番泻叶等润肠药口服,或开塞露纳肛。

3)勤换内裤,保持肛周皮肤清洁干燥。便后用柔软的卫生纸,不要用粗糙不洁的纸张,以免擦破肛周皮肤引起感染。

4)保持肛周清洁,促进血液循环。便后用温开水清洗肛周,用1:5 000 的高锰酸钾坐浴15~20min,温度40~45℃,避免烫伤。或用0.05%碘伏坐浴。每天2次,便后加1次。不能坐浴者,用碘伏局部消毒。

5)坐浴时的坐盆大小以可放进臀部为宜,专盆专用,盛有溶液的坐盆放在20cm高的小架上,身体前倾趴在床边,这样可以使肛周括约肌松弛,肛门充分暴露浸泡在坐浴液中又减轻疲劳。身体虚弱者,坐浴时必须有人搀扶协助,防止跌伤。

(2)预防口腔感染健康宣教:

1)勤漱口,三餐后软毛牙刷刷牙(血小板低的患者禁止刷牙),保持口腔清洁。尽早治疗龋齿,禁止剔牙。

2)饮食宜软、清淡、富有营养,避免硬、刺、酸、辣刺激。可做有益的口腔运动(卷舌、扣齿、鼓颊等)。

3)多饮水,避免口唇和口腔黏膜干燥。口唇干时,涂液状石蜡进行保护,避免口唇裂开造成感染。

4)口腔疼痛明显时,患者常拒绝进食、拒绝讲话,鼓励其多张口讲话或适当张口呼吸,增加张口次数,让口腔黏膜多与空气接触,减少真菌的生长。鼓励多进食,饮食以温、凉为宜,保证营养的摄入,促进口腔黏膜的再生。

5)掌握漱口方法:含漱口液,频繁鼓腮,连续10次,使漱口液充分冲击两侧颊部和两侧牙齿缝隙。漱口液在口腔停留3min,用舌头反复舔两侧颊部,有顺序地逐个舔牙齿和上颚、口腔底部前端。仰头含漱,通过液体振荡冲刷颊部,口腔底咽、扁桃体等隐蔽处。漱口次数:晨起、睡前、三餐前后每次20mL漱口液漱口,必要时多次重复。

(3)预防肺部真菌感染的健康宣教:

1)真菌多在土壤生长,孢子飞扬于空气中,可能被吸入肺部引起肺部真菌感染。不要居住潮湿发霉的房屋,不要经常接触带有真菌滋生、布满尘埃的物品,诸如草绳、木料、纸张、垃圾、腐烂的植物、土壤、种子及鸟类等宠物的粪便等。粒细胞缺乏期戴口罩,做好防护。

2)念珠菌为口腔、皮肤、肠道等部位的寄生菌,当机体免疫力下降时,此类真菌会引起继发性肺部真菌感染。

3)及早治疗感冒:大多数为病毒感染,如治疗不及时或不当,则感染向下蔓延至肺,引发肺部真菌感染。

4)皮肤软组织等部位真菌感染,可通过血液循环到达肺引起肺部真菌感染。所以要保持良好的卫生习惯,勤洗澡、勤更衣,尤其做好 PICC 的院外维护。

(4)预防腹泻的健康宣教:

1)病情较轻者经口进食,少量多餐,注意饮食卫生,从低脂少渣的流质米汤至正常饮食,缓慢过渡,选择易消化、低纤维素、低油脂的食物,避免奶制品和油炸食品,以及刺激性、过冷、产气性食物。腹泻严重者遵医嘱短期禁止入食。

2)化疗期间不喝生水,直饮水煮沸后再喝;水果要洗净并削皮;不吃腐败变质食物及不洁食物,尤其注意不要生食或半生食海产品、水产品;食物(包括肉、鱼、蔬菜等)要彻底煮熟、煮透后再吃;不在"三无"(无营业执照、无卫生许可证、无健康体检证明)的路边露天饮食小摊点就餐;不吃外购卤制的熟肉、凉拌菜等;不吃不易清洗的水果(如葡萄、草莓、枣、樱桃等);粒细胞缺乏期进食高压灭菌食物。

3)避免腹部按摩、压迫等机械性刺激,减少肠蠕动,以利于减轻腹痛症状。注意腹部保暖,可用热水袋热敷,但出血者禁用。

4)保证肛周清洁、干燥。每次排便后用温水清洗、坐浴,局部涂擦莫匹罗星(百多邦),使肛周皮肤清洁、干燥、舒适,预防和避免肛周皮肤糜烂或溃疡。

5)患者出现不同程度的体质虚弱、头晕、低血压等症状,可引起跌倒、坠床等意外发生。故应有家属陪伴,加强安全教育与防护。

(5)摄取营养和用餐方面的健康宣教:

1)高蛋白:进食质量好、消化与吸收率高的动物性蛋白和豆类蛋白质,如禽蛋、乳类、鱼虾、瘦肉、动物血、动物内脏、豆腐、豆腐干、腐竹、豆浆等。

2)多进食含维生素丰富的食物:含维生素 C 丰富的食物有油菜、雪里蕻、西红柿、小白菜、韭菜、荠菜、山楂、柑橘、鲜枣、猕猴桃、沙棘及柠檬等;含维生素 A 丰富的食物有胡萝卜、南瓜、蛋黄、动物肝脏、鱼肝油、苜蓿、柿子椒及菠菜等。

3)多摄入含铁质丰富的食物:如动物肝、血,以及豌豆、黑豆、绿色蔬菜、大枣、红糖、黑木耳、芝麻酱、蛋黄等。

4)少食多餐,以利消化:采取少食多餐的进食方法,或在三餐之外,增加一些体积小、热量高、营养丰富的食品,如糕点、巧克力、面包、鹌鹑蛋、酸牛奶、鲜蔬汁等。

5)根据病情对症调理饮食:患者如有食纳不佳、消化不良时,可供给半流质或软饭,如小米粥、肝末粥、蒸蛋羹、酸奶等,同时可佐以山楂等促消化的食物。

(6)使用门冬酰胺酶患者的饮食指导:暴饮暴食或过食油腻食品会使胰腺分泌增多,增加胰腺负担,引起急性胰腺炎,所以在输门冬酰胺酶期间要忌食油腻食品。患者的膳食中脂肪总量每日不超过20g,蛋白质总量每日不超过40g,以脱脂牛奶、鸡蛋(去蛋黄)、鱼、鸡脯肉为蛋白质主要来源。选用含亚油酸和亚麻酸高的豆油、葵花籽油,以保证必需的脂肪酸的供给。禁食油炸食品、动物内脏、肥肉、肉汤及纯糖食品。主要烹调方法:清蒸、水煮。

(7)白细胞低患者的饮食健康宣教:见表4-4。

表4-4　白细胞低患者的饮食健康宣教

食物种类	可以食用	不可以食用
主食(谷物)	现制作的(出锅2h内)米饭、馒头、花卷、面条、包子、发面饼、粥等,自制的面包、蛋糕,高压锅制作的杂粮粥、饭,煮的新鲜黏玉米、甜玉米、紫薯、红薯,精装挂面(塑料袋装)	煮熟后时间大于2h的食物、未煮熟的食物,炸油条、炸馒头、炸面包
油脂	色拉油、大豆油、花生油、橄榄油、葵花籽油、玉米油、黄油(做面包用)	奶油蛋糕、色拉酱。未加热的香油、橄榄油、芝麻油、花生酱、巧克力酱
豆、蛋、奶制品	消毒纯牛奶、舒化奶、煮鸡蛋、煮鸭蛋、煮鹌鹑蛋、自制豆浆、安素、幼儿奶粉,干豆类:黄豆、红豆、花生、黑豆(磨成浆)	未消毒的原奶、牛奶饮品、乳酸菌饮料、奶酪,外购豆腐、豆腐干、腐竹、豆腐皮、粉丝,皮蛋、煎荷包蛋、蛋黄,未凝固的蛋、咸鸡蛋、咸鸭蛋
肉类、水产品	冰鲜猪肉、羊肉、鸡肉、牛肉、鸭肉、排骨、棒骨、猪蹄、鸡翅、活鱼、活虾、鸽子等	反复冷冻的肉、腌肉、腊肉、火腿、培根、动物内脏、甲鱼、燕窝,海产品:牡蛎、蛤蜊、螃蟹、贝类、虾皮、海米、海带、紫菜、裙带菜、海蜇、鱿鱼、海参等,冰箱保存的鱼豆腐、鱼丸、虾丸等

食物种类	可以食用	不可以食用
蔬菜	煮熟的新鲜白菜、油菜、豆角、荷兰豆、生菜、茄子、青椒、土豆、山药、芋头、西红柿、莴笋、芦笋、冬瓜、黄瓜、西葫芦、南瓜、丝瓜、苦瓜、卷心菜、紫甘蓝、芥蓝、洋葱、小葱、大葱、大蒜、空心菜、蒿子秆、豌豆苗、豌豆、黄豆、胡萝卜、白萝卜、蒜薹、芹菜、鲜冬笋、菠菜	菜花、韭菜、豆芽菜、藕、茴香、未熟透的菜、凉拌菜、拌沙拉、黑木耳、蘑菇、尖椒、腌咸菜、泡菜,以及不新鲜、腐烂的蔬菜
调味品	葱、姜、蒜、黄酒、盐、白糖、酵母、酱油、醋	腐乳、黄酱、豆瓣酱、蜂蜜、干香料(花椒、大料、豆蔻、桂皮、香叶、小茴香)、五香粉、胡椒粉、番茄酱等
水、饮品	瓶装矿泉水烧开后饮用;沸腾煮20min的苹果水、梨水、胡萝卜水(在2h内饮用);自制鲜榨果汁(苹果、梨、橙子、西瓜)2h内饮用	任何外买饮料
其他	饼干(苏打原味)、婴儿米粉、奶粉	干果、蜜饯、糖果

注意:

1)腹泻时请询问主管医生。

2)肉类:当天买回家后,放在冰箱冷藏保存,不吃二次冷冻的肉类。

3)蔬菜:用流动水清洗,不使用清洁剂。

4)水果:选取表皮完整、光滑的水果,用流动水清洗。食用香蕉须经过医生同意,鲜榨果汁需煮沸后饮用。

5)水、牛奶、饼干、挂面:请注意保质期。

6)调味品:请与食物同时煮。

7)厨房卫生:①洗碗布:使用完后用含氯消毒液或微波炉高火5min消毒,通风处晾干。②菜板、菜刀:生、熟菜板分开,使用完后流动水清洗,用含氯消毒液消毒,用厨房专用纸擦干,或自然风干,不要用抹布擦干。③冰箱卫生:肉类和蔬菜、水果分开储存。保持冰箱清洁,每周用含氯消毒液擦拭。④餐具卫生:使用前用微波炉高火消毒5min,或开水煮沸、蒸20min以上。⑤个人卫生:操作前用流动水洗手,用肥皂搓手15s以上,用纸巾或毛巾擦干,擦手毛巾每天清洗消毒更换。处理完垃圾或摸过宠物后洗手。

第三节 慢性白血病患者的护理

【概述】

慢性白血病病程缓慢,骨髓及周围血中以异常成熟白细胞为主,伴有幼稚细胞,原始细胞一般不超过 10% ~ 15% 。其根据细胞类型分为:慢性粒细胞白血病、慢性淋巴细胞白血病、慢性粒 – 单核细胞白血病、幼淋巴细胞白血病及毛细胞白血病等。以前两种最为常见。

慢性粒细胞白血病(CML),简称慢粒,是一种发生在早期多功能造血干细胞上的恶性骨髓增殖性疾病,在我国,慢性粒细胞白血病年发病率为 0.36/10 万,占白血病的第 3 位,全世界的年发病率为(1 ~ 2)/10 万,占所有新发白血病的 15% ~ 20% 。中位发病年龄为五六十岁,男性略多于女性。

慢性淋巴细胞白血病(CLL),简称慢淋,是成熟 B 淋巴细胞在外周血、骨髓、淋巴结和脾脏大量蓄积为特征的低度恶性肿瘤。本病进展缓慢,多见于 60 岁以上人群,在中国发病率低,欧美国家发病率较高,占全部白血病患者的 25% ~ 30% 。男女发病比例为 2∶1 。由于慢淋患者淋巴细胞寿命极长,并经常伴有免疫反应缺陷,故又称"免疫无能淋巴细胞蓄积病"。

【病因】

白血病的病因不明,但某些因素可能与白血病的发生有关:①病毒;②遗传因素;③放射因素;④化学因素。

【诊断要点】

1. 实验室检查 ①血象;②骨髓象;③骨髓、淋巴结病理活检;④血液生化检查;⑤细胞免疫表型(流式细胞学)检查;⑥细胞遗传学检查;⑦分子生物学检查;⑧染色体。

2. 鉴别诊断

(1)慢性粒细胞白血病应注意与类白血病反应、骨髓纤维化、慢性粒 – 单核细胞白血病、Ph 染色体阳性的其他白血病及其他脾肿大疾病相鉴别。

（2）慢性淋巴细胞白血病应与病原体感染导致的反应性淋巴细胞增多症、幼淋巴细胞白血病、毛细胞白血病及其他来源于 B 淋巴细胞的淋巴增殖性疾病相鉴别。

【临床表现】

（1）慢性粒细胞白血病：起病缓慢，早期可没有任何症状，晚期可见乏力、低热、多汗或盗汗、体重减轻等代谢亢进表现；脾大最为突出，达脐或脐以下，可引起左季肋部或左上腹部沉重不适、食后饱胀的感觉；较少见的症状有背痛或四肢痛，因脾脏阻塞而觉左上腹或左下胸剧痛；晚期当血小板减少时皮肤、齿龈易出血，女性可有月经过多。

（2）慢性淋巴细胞白血病：最早出现的症状常常是乏力，疲倦，体力活动时气促，浅表淋巴结特别是颈部淋巴结肿大，常首先引起患者的注意，CT 扫描可见肺门、腹膜后、肠系膜淋巴结肿大，50% ～70% 患者伴有肝、脾肿大。稍晚出现消瘦、低热、盗汗等症状，并可出现黄疸。晚期因骨髓造血功能受损，出现贫血和血小板减少，并由于免疫功能减退，易并发感染。50% 的患者可有瘙痒、荨麻疹等改变。

【临床分期】

1. 慢性粒细胞白血病 临床上按病程发展分为三个阶段。

（1）慢性期：白细胞增多，外周血嗜碱性粒细胞增多，外周血及骨髓原始细胞 <5% ，可见大量中晚幼粒细胞。

（2）加速期：外周血及骨髓原始细胞 10% ～19% ，外周血嗜碱性粒细胞≥20% ，持续血小板减少，出现白血病细胞克隆进化的细胞遗传学。

（3）急变期：外周血及骨髓原始细胞≥20% ，骨髓外原始细胞侵犯。

2. 慢性淋巴细胞白血病 Binet 分期标准：

1）A 期：血红蛋白≥100g/L，血小板≥100×10^9/L，受累淋巴结 <3 个淋巴引流区域。

2）B 期：血红蛋白≥100g/L，血小板≥100×10^9/L，受累淋巴结≥3 个淋巴引流区域。

3）C 期：血红蛋白 <100g/L 和（或）血小板 <100×10^9/L。

说明：评估的 5 个淋巴区域：颈、腋下、腹股沟（单或双侧均为 1 个区域）、肝和脾。

【治疗】

1. 慢性粒细胞白血病

（1）治疗目的：改善症状；延长慢性期；提高生活质量；争取治愈。

（2）治疗原则：慢粒的治疗经历了早期姑息治疗、特异性治疗及靶向治疗时代。早期姑息性治疗包括砷剂、脾照射及白消安等；特异性治疗包括羟基脲、造血干细胞移植、联合化疗及干扰素等；至 2000 年酪氨酸激酶抑制剂伊马替尼的问世，使慢粒的治疗进入分子靶向治疗时代，也使慢粒治疗获得突破性的进展。随着临床的不断应用及耐药突变的出现，促使二代 TKI：尼洛替尼、达沙替尼、博纳替尼等的研发。另外，近几年 TKI 联合高三尖杉酯碱、干扰素治疗也取得较好的疗效。

1）酪氨酸激酶抑制剂（TKI）：目前慢粒的首选治疗药物，包括一代伊马替尼和二代尼洛替尼、达沙替尼、博纳替尼等，具体用药选择应根据患者疾病危险度、年龄、基础疾病、伴随疾病、ABL 激酶区突变和疾病分期等综合判断。在用药过程中应严密监测血象、生化、心电图等，及时处理可能出现的不良反应，减少患者治疗中的不良情绪。

2）干扰素：具有抗病毒、抑制细胞增殖、诱导分化、免疫调节、修复 ABL 激酶区突变恢复 TKI 的敏感性等特点，与 TKI 联合应用，可提高部分患者的治疗反应，达到更深的治疗反应。另外，无条件应用 TKI 者，单独应用干扰素治疗，也可延长部分患者的生存期。

3）高三尖杉酯碱：通过阻断肽链合成，明显抑制 P210BCR - ABL 蛋白及相关蛋白的合成，且不受 P210 蛋白突变的影响。高三尖杉酯碱与 TKI 治疗有叠加或协同作用。对 TKI 耐药的突变患者，高三尖杉酯碱与 TKI 联合应用，可提高部分患者的治疗反应，延长患者生存期。

4）异基因造血干细胞移植（Allo - SCT）：是目前被普遍认可的根治性标准治疗。TKI 治疗失败或出现疾病进展患者应尽早进行。常规移植患者年龄以 45 岁以下为宜，HLA 相合同胞间移植后患者 3～5 年无病存活率为 60%～80%。无血缘关系供者移植，长期无病存活率为 35%～57%。此类移植风险大，主要原因为移植物抗宿主病（GVHD）和相关感染。自从伊马替尼问世后，国际骨髓移植登记组数据显示慢粒干细胞移植数量明显下降。

2.慢性淋巴细胞白血病

治疗原则:慢性淋巴细胞白血病是一种惰性的淋巴系统肿瘤,患者可以维持无症状长约数月至数年,不需要治疗。早期病例或病情稳定者不需要抗肿瘤治疗。口服烷化剂类的标准治疗对于早期、病情稳定或无症状病例并不能延长生存期,相反实际上可能会缩短。有鉴于此,对于早期病例或病情稳定者的标准治疗仍是观察。治疗方案主要是单药或联合化疗,取决于患者的症状严重程度及化疗耐受程度。

1)化学治疗:如苯丁酸氮芥、环磷酰胺、氟达拉滨、激素治疗。改善症状和体征,不能治愈本病。

2)免疫治疗:阿来组单抗(campath－1H)是人源化的鼠抗人 CD25 单克隆抗体,利妥昔单抗是人鼠嵌合型 CD20 单克隆抗体,均为常用免疫治疗药物。

3)骨髓移植:在缓解期行自体干细胞移植治疗 CLL 效果优于传统化疗,患者体内的微小残留病灶可转阴,但随访至第 4 年时,50% 复发。

4)并发症治疗:因低 γ－球蛋白血症、中性粒细胞缺乏及老龄,CLL 患者极易感染,严重感染常为致死原因,所以应积极治疗。反复感染者可静脉输注免疫球蛋白,并发自身免疫性溶血性贫血(AIHA)或 ITP 者可用糖皮质激素治疗,无效且脾肿大明显者可考虑切脾。

【主要护理问题】

1.预感性悲哀 与缺乏疾病知识,担心疾病恶性程度及预后有关。

2.低效型呼吸形态 与肺部感染及肿大淋巴结压迫有关。

3.体温过高 与免疫力低下、合并感染,疾病进展有关。

4.活动无耐力 与贫血有关。

5.营养低于机体需要量 与化疗药物不良反应及疾病所致高消耗状态等因素有关。

6.疼痛 与脾肿大、脾栓塞、淋巴结肿大压迫等疾病相关因素有关。

7.潜在并发症:出血、感染、贫血、疾病浸润。

8.焦虑 与经济条件等有关。

【护理目标】

(1)帮助患者及其家属正确了解、认识疾病,勇敢面对疾病,引导患者减少不良情绪、消除不必要的顾虑,积极主动配合治疗和护理。

(2)积极普及宣传疾病知识,争取使患者得到更多的来自家庭和社会的支持。

(3)患者了解所用药物的性质、作用及不良反应,避免紧张情绪,调整好心态。

(4)患者能掌握自我监测体温变化及物理降温的方法。

(5)患者了解血常规的正常值,学会简单判读血常规,及时随诊。

(6)患者掌握治疗及治疗间歇期时休息、活动、饮食等需要注意的事项。

【护理要点】

1. 心理护理　慢性白血病是一种起病缓慢、进展程度不一的造血系统的恶性克隆性疾病,病程长短不一,大多进展较慢,但不易根治。患者在治疗过程中容易产生焦虑、恐惧、悲观、失望等情绪,尤其是刚确诊的患者。这些不良的情绪刺激会影响疾病的治疗和恢复,削弱患者的依从性,因此,心理护理在慢性白血病的护理中占有至关重要的地位。

理解、关心患者,向患者及其家属介绍本病的相关知识、制作疾病相关知识的宣教手册,帮助患者认识疾病;在征得患者同意的情况下,将治疗成功的患者的笑脸征集制成宣传册,同时介绍国内外治疗此病的最新进展及成功病例,帮助新确诊的患者消除顾虑,积极面对疾病;开展联谊会,让治疗成功的患者分享治疗的经验、家庭的支持及个人心理状态,给患者提供交流的平台;借助科技的力量,应用微信或 QQ 等建立网络平台能及时与患者互动,宣传最新的治疗策略、理念,同时也能密切随访患者的病情及情绪变化,及时予以处理或疏导;有条件情况下可以定期开展知识讲座并与患者互动,利用游戏、一起活动的机会帮助患者进一步放松精神,树立积极面对疾病的信心,从而使患者安心配合治疗和护理,达到最佳治疗效果。

2. 病情观察

(1)严密观察患者生命体征的变化,如有异常及时报告。

(2)针对脾肿大患者每日测量脾脏大小及质地并记录。

(3)根据血象结果,了解病情的发展及药物治疗的效果,做好疾病预防。

(4)观察化疗药物的不良反应,对患者予以心理安慰,及时对症处理。

3. 疼痛的护理

（1）患者脾大引起腹胀腹痛时，严密观察疼痛部位、性质和程度，做好记录，并指导患者取左侧卧位，以使疼痛部位局限，减轻不适感。

（2）保持病室安静、舒适，鼓励患者少食多餐进食进水，以减轻腹胀。

（3）避免弯腰和腹部碰撞，以免脾破裂发生。

（4）患者突然出现剧烈腹痛、腹肌紧张，甚至出现面色苍白、高热、脉搏细速、血压低等休克症状时，应立即建立静脉输液通道，通知医生进行抗休克治疗及应用抗生素进行抗感染治疗。

4. 贫血的护理

（1）保证充足的休息及睡眠，减少机体耗氧量。在病情允许的情况下可进行适当的活动，在站起时动作应缓慢，由人扶持协助，防止突然体位改变发生晕厥而摔伤。

（2）重度贫血、血红蛋白＜60g/L，缺氧症状明显，出现心累、气紧、头昏、耳鸣、面色苍白等症状者，应指导患者采取半坐卧位吸氧，积极采取输血治疗，以提高患者的生活质量。

5. 出血的护理

（1）鼻出血：多为鼻中隔出血，要让患者取平卧位，保持心情平静，给予1:1 000 的肾上腺素棉球填塞鼻孔；出血量大时，应给予凡士林油纱后鼻孔填塞止血，但时间一般不超过72h。

（2）口腔黏膜或牙龈出血：加强口腔护理，正确使用漱口水，预防口腔感染。

（3）皮肤黏膜出血：注意观察患者皮肤情况，指导患者穿宽松衣物，减少皮肤摩擦。各种护理操作动作轻柔，避免拍打，减少穿刺次数，穿刺部位应交替更换，按压穿刺出血点直到不再出血为止。

（4）胃肠道出血：观察患者有无呕血、便血、腹痛等症状，观察患者的面色、血压、四肢温度变化，出现呕吐时应将患者头偏向一侧，保持呼吸道通畅，防止窒息。

（5）眼底及颅内出血：让患者保持情绪稳定，勿剧烈咳嗽或用力排便，随时了解患者有无恶心、呕吐、视物模糊等情况，观察患者的意识变化。

6. 输血的护理　严格执行输血查对制度，严格执行操作规程。输注时，一般先慢速滴注观察15min，注重患者的主诉，若无不良反应，应再按患者年龄、心肺功能、急慢性贫血及贫血程度调整滴速。输血过程中密切观察有无输血反应,若出现输血反应,应立即停止输血,通知医生并配合做出相应处理。

7. 感染的护理

(1)病室保持清洁、干燥、整洁,床下无杂物,注意开窗通风,物品表面及地面用含有效氯浓度液体擦拭消毒。定期进行室内空气紫外线消毒。

(2)避免或减少探视及陪护人员,谢绝患有感冒的人员探视。必要外出检查时,戴口罩预防呼吸道感染。

(3)对于接受超大剂量化疗、免疫抑制剂治疗、干细胞移植后的患者,必要时采用保护性隔离护理,移居单间或空气层流洁净室内,实施全环境保护。

(4)保持口腔清洁卫生,预防感染。于进餐前后、睡前、晨起时用生理盐水漱口,睡前、晨起应用软毛刷刷牙;及时更衣及更换床单,保持皮肤清洁,勤剪指甲;女性患者应保持会阴部清洁,经期应增加清洗次数;保持大便通畅,便后坐浴,预防肛周感染。

(5)除体温观察外,注意咽、鼻腔、腋下、外阴、肛门等部位的隐匿感染。

(6)严格遵守无菌操作原则。

8. 药物护理

(1)严格遵医嘱用药,密切观察药物疗效和不良反应,向患者讲解药物的作用、不良反应及有关的注意事项,如白消安、羟基脲可引起骨髓抑制,须定期复查血常规;干扰素有发热、恶心、食欲缺乏及肝功能异常等不良反应,应密切监测体温及定期检测肝功能变化;环磷酰胺、长春新碱、阿糖胞苷、高三尖杉酯碱等易引起恶心、呕吐,应遵医嘱给予止吐药;环磷酰胺可引起出血性膀胱炎和脱发,应密切观察排尿颜色的变化,监测尿常规,多饮水,同时密切观察患者的心理变化,防止因自我形象改变而影响情绪。口服伊马替尼可引起腹泻、水肿等不适,应嘱餐中服药,水肿明显时,通知医生予以处理,加用利尿等治疗。

(2)多种化疗药物同时应用时,严格执行输注顺序,特别是在有特殊药物拮抗时,确保时间、剂量准确,以免影响疗效。

(3)化疗药物输注时应选择大、粗、直、血流丰富的静脉,避开关节、反复穿刺及有瘢痕等静脉。由远心端至近心端有次序地选择和保留静脉,禁止下肢静脉输注,对血管条件不好及蒽环类化疗药,首选中心静脉或深静脉留置导管。

(4)根据心脏功能、年龄等因素,化疗过程中适当补液,保证心功能。化疗期间鼓励患者多饮水,每日2 000～3 000mL,并遵医嘱给予别嘌呤醇及碳酸氢钠口服,以碱化、水化尿液,防止化疗期间细胞破坏过多、过速引起的尿酸性肾病。

9. 饮食护理

(1)给予高蛋白、高维生素、高热量、营养丰富、易消化饮食或半流食,必要时遵医嘱静脉补充营养。

(2)注意饮食卫生,忌生冷及刺激性食物,防止发生肠道感染。

(3)化疗期间患者由于胃肠道反应,应给予清淡、合乎口味的饮食,避免油腻食物,注意饭菜的色、香、味,鼓励患者进食。

(4)血小板减少时,应指导患者进少渣的软食,禁辛辣、生硬、刺激性食物,以防止口腔黏膜损伤引起出血。

10. 社会呼吁,家庭支持

(1)向社会宣教本病知识,使大众正确地认识此类疾病,使患者获得更好更多的社会支持。同时,也要注意对患者家属、亲友的疾病宣传及心理疏通,使他们也能给予患者更多支持和鼓励,建立社会支持网。

(2)由于最新的治疗方案费用较高,部分患者因经济压力过重产生许多不良情绪,所以需要在社会层面宣传疾病知识,争取国家、社会、团体能更好地关注这类患者,使其能获得更多的医疗救助。

【健康宣教】

(1)对慢性白血病患者,向患者及其家属进行有关疾病知识的健康教育,使其了解定期复查和按时服药的意义,使患者树立长期养病的生活方式,主动做好自我护理,争取延长缓解期。

(2)指导患者建立良好的生活方式,保持充足营养,注意休息和睡眠。积极参加体育锻炼,保持心情舒畅,增强免疫力。

(3)戒烟、不酗酒,不接触X线或其他有害的放射线,避免到人多的公共场所。慎用氯霉素、保泰松、细胞毒类抗癌药及免疫抑制剂等。

(4)积极预防感染,尤其是上呼吸道感染,注意保持口腔及皮肤清洁,饭前饭后勤漱口。定期洗澡,勤换内衣、内裤,洗澡时选用刺激性小的沐浴液,穿宽松、棉质衣裤,以免皮肤瘙痒。注意肛周护理,勤坐浴,女患者注意每日冲洗会阴部,防止感染。

（5）就诊指导：按期到医院化疗。如出现发热、脾大、贫血及出血加重等不适时应及时就诊。

【前沿进展】

1. 慢性白血病的治疗方式　随着医学的发展，临床对慢性白血病的治疗也有了进一步的研究和发展，骨髓移植是治愈白血病的唯一方式，但受供者、经济、移植后并发症等因素限制，大多数慢性白血病患者无条件进行骨髓移植。2000 年，随着伊马替尼的问世，慢性粒细胞白血病的治疗获得了突破性的进展，同时二代酪氨酸激酶抑制剂问世，如尼洛替尼、达沙替尼等，也使伊马替尼疗效不佳或不能耐受患者有了更好的治疗选择。随着利妥昔单抗、阿伦单抗等新药的出现，慢性淋巴细胞白血病的治疗模式正在逐步改变，从传统的化疗过渡到低剂量化疗联合免疫治疗或免疫治疗。

2. 慢性白血病的随访工作　随着慢性白血病患者的 5 年存活率不断提高，可获得随访的人数呈持续上升状态，随访工作的重要性也日益显现出来。护士参与随访是当代护理工作的重要内容之一。通过电话随访、门诊随访及 QQ 群、医患联谊会、医患讲座、医患出游等方式，与患者近距离接触，指导其日常生活及后续治疗中需要关注的问题。循证医学深入发展的今天，还需要大规模前瞻性对照研究来证实加强随访的益处、早期治疗的益处。

第四节　儿童白血病的护理

【概述】

儿童白血病是一组发生在造血系统的恶性增生性疾病，是发病率最高的儿童恶性肿瘤之一，也是导致儿童死亡的头号杀手之一。目前，我国儿童白血病的发病率和死亡率较高，且呈持续增长趋势。我国流行病学调查报道，我国白血病死亡率约为 4.17/10 万。上海 2002～2004 年儿童恶性肿瘤发病率为 12.03/10万，其中白血病占 30.9%，高于世界其他地区。在降低儿童白血病的疾病相关死亡率方面，医疗护理发挥着重要作用。

【发病机制及病因学】

儿童白血病发病机制十分复杂,目前研究发现,仅有胎儿期染色体的易位不足以引起白血病,因为子宫内染色体易位导致的融合基因在正常新生儿中的发生频率远高于白血病的发病率。由此,提出了白血病发生的"二次打击"假说:第一次"打击"发生在子宫内,引起染色体易位,导致融合基因的形成;而其发生发展过程中的关键步骤则是出生后的第二次"打击",即后天发生的染色体或分子异常。这种后天发生的染色体异常可能是由于对常见感染等危险因素的异常反应或是延迟反应引起。通过国内流行病学调查研究结果,我们归纳出中国儿童白血病发病的九大危险因素:患儿感冒史、感染史、肿瘤家族史,X射线接触史,居住环境电磁场暴露,房屋装修史,有害化学物质接触史,住宅周围污染,以及母亲孕产期有害物化学物质接触史。

【临床表现】

小儿急性白血病50%以上的病例表现为急性发病,初期主要表现为贫血、出血、发热、感染等症状,病程迁延后,器官受浸润的症状体征越来越明显。少数患儿起病缓慢,表现为乏力、面色苍白、食欲减退、身体疲劳,可伴随轻微出血现象,此时通过骨穿等检查多能确诊。

1. 贫血　症状出现较早,且呈进行性加重,多为正细胞正色素性贫血,表现为进行性皮肤黏膜苍白、虚弱、易倦、活动后气促等症状,年长患儿可诉头昏、头痛、心悸、耳鸣等。贫血主要是因红细胞减少,此外骨髓内红细胞无效造血、溶血和不同程度的出血也是贫血发生的原因。

2. 出血　大部分急性白血病患儿伴有不同程度的出血现象,以鼻出血、牙龈出血及皮肤紫癜最常见。轻者仅见下肢少量淤点、淤斑,或少量鼻出血;严重者可见全身广泛性出血,皮肤大片淤斑、鼻出血、牙龈出血、尿血等。需要注意的是,呼吸道、消化道出血和颅内出血,可导致死亡。通常急性髓系白血病较急性淋巴细胞白血病出血为重,尤其是AML-M3的治疗初期易并发弥散性血管内凝血而致命。血小板的质和量的改变也是出血的重要原因,肝脏受浸润后凝血因子Ⅰ、Ⅱ、Ⅴ生成不足,毛细血管受损后通透性增加均可加重出血现象。

3. 发热　是急性白血病最常见症状,50%以上的白血病患者以发热起病。

多为继发感染所致。

同 AML 相比,ALL 发病时发热较多见,急性白血病本身多不发热或仅有低热,凡温度 >38.5℃者应高度怀疑有感染。继发感染是导致白血病患儿死亡最常见的原因之一,主要表现为持续高热,甚至超高热,可伴畏寒、寒战和出汗等。感染的发生主要与下列因素有关:①粒细胞缺乏或功能缺陷;②化疗药物及糖皮质激素的应用,促使机体免疫功能进一步下降;③白血病细胞的浸润及化疗药物的应用,易造成消化道和呼吸道黏膜屏障受损;④各种穿刺或插管留置时间过长。感染可发生在机体的任何部位,但以口腔黏膜、牙龈和咽部最为常见,其次是呼吸道及肛周皮肤等。其局部可以表现为炎症、溃疡、坏死或脓肿形成,严重者可导致败血症或脓毒血症。

最常见的致病菌是革兰氏阴性菌,如肺炎克雷伯菌、绿脓杆菌、大肠杆菌和产气杆菌等;但近年来革兰氏阳性球菌感染的发生率有所上升,包括金黄色葡萄球菌、表皮葡萄球菌和粪链球菌等;此外,长期化疗、糖皮质激素和大量广谱抗生素的应用,继发二次感染,使真菌感染甚至败血症的发生呈上升趋势。部分患者还易发生病毒(如带状疱疹)及原虫(如肺孢子)等感染。

护士应及时发现患儿的发热症状,并采用正确的方法留取患儿血液、体液等标本并及时送检,以提高病原菌的检出率。院内感染多为革兰氏阴性菌,包括大肠埃希菌、铜绿假单胞菌、肺炎克雷伯菌等。若出现皮肤软组织感染,则需要考虑革兰氏阳性菌感染,其中金黄色葡萄球菌感染最为常见。在护理中应警惕多重耐药菌感染的发生,一旦发生感染,及时上报,隔离患儿,防止感染扩散。

4. 器官和组织浸润的表现 白血病细胞在骨髓中增殖,通过血液循环几乎可以浸润全身所有的组织器官。主要表现为骨痛、关节痛,肝、脾、淋巴结肿大,皮肤黏膜、睾丸、神经系统浸润,以及其他系统、器官的浸润等。

淋巴结及肝、脾肿大是患儿常见的就诊原因之一,肿大淋巴结直径为 1～4cm 不等,形态饱满,多为圆形,质韧无触痛,常见于颈部、腋下及腹股沟。深部淋巴结肿大可引起邻近组织器官的受压症状,如纵隔淋巴结肿大可压迫上腔静脉引起上腔静脉综合征。不同类型的白血病患儿肝、脾受浸润的程度不同,通常 ALL 较 AML 显著。在 ALL 中又以 T 细胞急淋(T - ALL)及成熟 B 细胞急淋(B - ALL)更为明显。肝、脾、淋巴结肿大的程度可反映机体的肿瘤负荷量,过去临床用其判定复发危险度的指标,但是随着近年早期大剂量化疗的应用,其判定预后价值已明显降低,只是在化疗的敏感度观察上仍作为一种较为方便的指标。

中枢神经系统白血病(CNSL)和睾丸白血病(TL)可见于发病的初期或复发时。CNSL 以浸润软脑膜为主,临床出现颅内压增高、脑神经受损和脑脊液改变,严重者可有意识改变或抽搐、瘫痪等。睾丸受损主要表现为无痛性、硬结节状肿大。髓外白血病的防治也应高度重视,骨和关节疼痛是白血病细胞浸润骨膜、关节及骨皮质所致。患儿以四肢长骨及其关节受累为主,通常易误诊为风湿、类风湿性关节炎等。此外心、肺、胸膜、肾、皮肤黏膜等均可受到侵犯,但是不同类型的白血病表现有所不同,如急性单核细胞白血病常有牙龈增生、出血和溃疡;急性粒细胞白血病常见眼眶周围的绿色瘤,先天性白血病常见无色、青灰色或紫红色的白血病浸润结节。

【诊断要点与实验室检查】

1. 临床症状、体征　皮肤黏膜苍白、乏力、出血、发热、骨关节痛,有肝、脾、淋巴结肿大等髓外浸润表现。

2. 血象改变　查血常规有贫血表现,血小板减少,白细胞计数增高、正常或减少,外周血涂片可发现数量不等的原始、幼稚细胞,或未见原始、幼稚细胞。

3. 骨髓形态学改变　是确诊本病的主要依据。骨髓涂片中有核细胞大多呈增生活跃或极度活跃,仅少数呈增生低下,原始细胞＋幼稚细胞必须≥30%才可确诊为急性白血病。

4. 其他　在初诊中,骨髓的细胞形态学、细胞生化、免疫分型、分子和细胞遗传学都是必要的。如果骨髓干抽或者怀疑为骨髓异常综合征(MDS)时,必须做骨髓活检。所有患儿应行脑脊液检测以排除中枢系统白血病。免疫分型可以提高诊断准确性,并可作为微小残留病变的检测手段。细胞遗传学和荧光标记的原位杂交技术(FISH)对于评估预后及治疗方案的制订都具有一定的指导意义。

【常见并发症】

1. 贫血和出血　贫血、面色苍白是小儿白血病发病时常见症状,同时患儿可出现乏力、食欲减退、活动无耐力等症状。出血多表现为躯干、四肢有散在出血点,抽血后穿刺点出血不止,严重者可出现黑便、血便等消化道出血症状。颅内出血时,表现为头痛、呕吐等症状,可直接危及生命。

2. 感染 因正常白细胞数目异常或功能缺陷,易发生感染,严重者可致败血症。常见的感染部位有呼吸系统、皮肤、肠道、肛周等,可发生鹅口疮、真菌性肠炎、肛周真菌症和深部真菌感染等。

3. 白血病细胞的浸润 白血病细胞可浸润全身组织器官,引发各种症状。如肝、脾、淋巴结等肿大,纵隔淋巴结肿大引发上腔静脉综合征;骨骼浸润可致关节肿痛,活动受限;中枢神经系统浸润时可并发中枢神经系统白血病,可表现为颅内压增高:头痛、呕吐、视神经盘水肿所致视力模糊,也可引起面瘫等脑神经损害,甚至引起癫痫发作,意识障碍等;腮腺浸润时,两侧腮腺无痛性增大,可浸润睾丸、肾等;皮肤、肺、胸膜、胃肠道和心脏浸润时,引起相应脏器功能障碍的症状。

【治疗】

根据细胞形态学分型、免疫学分型、细胞遗传学分型,以及患儿年龄、发病时白细胞数目等因素对患儿进行危险度分级,可分为低危、中危和高危。根据危险度分级可给予不同程度的治疗。

急性淋巴细胞白血病治疗阶段包括:诱导缓解治疗、巩固治疗、早期强化治疗、维持治疗和维持治疗期间的强化治疗及髓外白血病的预防治疗,总疗程2.5～3年。通过正规系统化的治疗,治愈率可达70%～80%。

急性髓系白血病(不包括急性早幼粒细胞白血病)通常需要1～2个周期DA方案(柔红霉素+阿糖胞苷)诱导治疗和2～5个周期巩固治疗(以大剂量阿糖胞苷为主)。目前急性早幼粒细胞白血病(AML－M3)在诱导缓解后,通过亚砷酸、维A酸的维持治疗均可获得较高的治愈率。

【主要护理问题】

1. 贫血症状 贫血导致组织缺氧出现活动无耐力、头晕、头疼等症状。

2. 感染的危险 与中性粒细胞减少、免疫功能下降有关。

3. 出血 与血小板数目、质量下降有关。

4. 营养失调 与化疗期间进食量减少,摄入量低于机体需要量有关。

5. 抗肿瘤治疗的不良反应 与化疗药物的不良反应有关。

6. 治疗依从性差 与治疗方案复杂、治疗时间长、患儿难以接受,以及家长缺乏白血病的疾病知识有关。

【护理措施】

1. 休息　白血病患儿须卧床休息,以缓解疲劳等症状。长期卧床者,应常更换体位,预防褥疮的发生。

2. 预防感染　感染是导致白血病患儿死亡的重要原因之一。白血病患儿免疫功能降低,化疗后的粒缺期,感染的发生率增高,粒缺期持续时间越久,感染的危险越大。预防感染可采取以下措施。

(1)保护性隔离:白血病患儿应与其他病种患儿分室居住,以免交叉感染。粒细胞及免疫功能明显低下者,应单独病室隔离,有条件者可住净化房间或无菌层流床。病房须定期进行空气消毒或紫外线照射。限制每日探视的人数及次数,工作人员及探视者在接触患儿之前要做好手卫生。

(2)注意个人卫生:保持口腔清洁,进食前后用温开水或西吡氯铵漱口液漱口。宜用软毛牙刷,以免损伤口腔黏膜引起出血和继发感染。如有黏膜真菌感染可用氟康唑或伊曲康唑软膏涂擦患处。勤换衣裤,每日沐浴有利于汗液排泄,减少毛囊炎和皮肤感染的发生。保持大便通畅,便后用1:2 000醋酸氯己定(洗必泰)溶液清洗肛周,以防止肛周脓肿形成。

(3)观察感染的早期表现:每天检查患儿口腔及咽喉部,查看有无牙龈肿胀、咽部红肿、吞咽疼痛等,皮肤有无红肿、破损,外阴、肛周有无异常改变等,发现感染先兆,及时给予处理。对合并感染者应完善病原学检查,通过痰培养、血培养等,明确病因,选择合理抗生素进行治疗。对于粒缺期患儿,应采用高效广谱抗生素抗感染治疗,度过粒缺期后可降阶梯治疗。

(4)严格执行无菌操作技术:进行任何穿刺前,必须规范手部卫生,严格消毒穿刺部位。各种管道或伤口敷料应定期更换,避免细菌生长。

3. 出血护理　出血是白血病患儿死亡的原因之一,出血护理参阅本章急性白血病的出血护理。

4. 使用化疗药物的注意事项

(1)掌握化疗方案、给药途径及方法,密切观察化疗药物的不良反应。鞘内注射时,药物浓度不宜过大,药液量不宜过多,应缓慢推注,术后须平卧6h以上以减少不良反应。此外,光照可引起某些药物分解,静脉滴注时须用避光袋包裹避光,以免药物分解减效。

(2)熟练穿刺技术:化疗药物多为静脉途径给药,且有较强的刺激性,药物渗漏会引起局部疼痛、红肿及组织坏死,目前护理规范上要求采用中心静脉置管或外周静脉留置针(留置时间小于24h)来解决这一问题。

5. 输血的护理　输血是骨髓抑制期必须采用的支持治疗手段。输注时应严格遵守输血制度,一般先缓慢滴注观察 15min,若无不良反应,再按患儿年龄、心肺功能、急慢性贫血及贫血程度调整滴速,输血过程中应密切观察输血反应。

6. 增加营养,注意饮食卫生　患儿治疗期间应给予高蛋白、高维生素、高热量饮食。鼓励患儿多进食,食品餐具应消毒,水果应洗净、去皮。门冬酰胺酶治疗期间,应给予低油脂、优质蛋白饮食,保证化疗正常进行,但也要保障患儿的营养摄入。

7. 心理护理及人文关怀

(1)患儿的心理呵护:护理人员应热情帮助、关心患儿。通过相关知识宣讲让年长患儿认识珍惜生命的重要意义,了解目前白血病治疗的效果,建立起战胜疾病的信心。

(2)向家长介绍白血病有关知识,尤其是目前儿童白血病的治疗进展,如急性淋巴细胞白血病完全缓解率达 95% 以上,5 年以上存活者达 70% ~ 80%,部分患儿已获治愈;急性非淋巴细胞白血病的初治完全缓解率已达 75% 等,让其对本病有新的认知。

(3)通过宣讲化疗的重要性及相关不良反应,增强患儿及其家属对治疗的依从性,使患儿能够配合医护人员完成治疗。

(4)定期召开家长座谈会,促进患儿家长与医护、家长与家长之间的交流,能提高家长的护理常识,并促进医、护、患之间的沟通交流。

(5)定期召开联欢会,为患儿提供一个交流、活动的平台,使其感受到快乐、温暖和关爱,同时让新老患儿家长交流治疗的体会,让初治者看到已治愈者的健康状况,从而增加战胜疾病的信心。

8. 缓解后的护理　白血病完全缓解后,患儿体内仍有残存的白血病细胞,这是复发的根源,还须坚持化疗,化疗间歇期可出院,按医嘱进行维持治疗和休养,已持续完全缓解 1 ~ 2 年的患儿,根据情况可考虑上学,但应监测治疗方案执行情况,并教给家长相关护理的知识。

9. 健康教育　采取丰富多彩的健康教育方式,如语言讲解、文字图片、视听播放、示范训练等进行健康教育。对患儿可采用其喜爱的动漫的形式进行健康教育,以提高患儿依从性。鼓励患儿锻炼身体,增强抗病能力,使患儿的身心得以健康成长。患儿出院时应做好出院指导,嘱其定期复查,以便及时发现复发征象,尽早给予干预治疗。

第五章　淋巴瘤患者的护理

【概述】

淋巴瘤(lymphoma)起源于淋巴结或淋巴组织(图5-1),是免疫系统恶性肿瘤。淋巴瘤可发生在身体的任何部位,淋巴结、扁桃体、脾及骨髓最易受累。无痛性、进行性淋巴结肿大和局部肿块是其特征性的临床表现,可伴某些器官的受压迫症状。病变侵犯结外组织,如扁桃体、鼻咽部、胃肠道、骨骼或皮肤等,则表现为相应组织器官受损症状。当淋巴瘤浸润骨髓时可形成淋巴瘤细胞性白血病。患者常伴有发热、消瘦、盗汗等全身症状,最后出现恶病质。

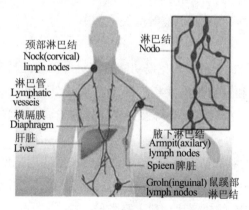

图5-1　人体淋巴组织分布

【流行病学】

淋巴瘤是最早发现的血液系统恶性肿瘤之一,占全部恶性肿瘤的3%左右。我国淋巴瘤的总发病率男性为1.39/10万,女性为0.84/10万,男性发病明显多于女性,霍奇金淋巴瘤所占比例低于欧美国家,非霍奇金淋巴瘤中滤泡型所占比例较低,弥漫型占绝大多数。其发病年龄以20~40岁多见,约占50%。

【病因】

淋巴瘤的病因和发病机制尚不完全清楚,可能与下列因素有关:

1. 感染

(1)病毒感染:是淋巴瘤发生的一个常见病因,常见的病毒如下:①EB 病毒(epstein-barr virus,EBV):几乎在 100% 的地方性 Burkitt 淋巴瘤中检测到,而在散发性和人类免疫缺陷病毒(human immunodeficiency virus,HIV)相关的 Burkitt 淋巴瘤中的阳性率为 15% ~ 35%。②人类 T 细胞淋巴瘤/白血病 I 型病毒(human T-cell leukemia virus type I,HTLV - I):是成人 T 细胞淋巴瘤/白血病的致病因子。③丙型肝炎病毒:可能与脾边缘带淋巴瘤、结内边缘带淋巴瘤和部分弥漫大 B 细胞淋巴瘤(DLBCL)的发病有关。我国研究发现,乙型肝炎表面抗原阳性患者的 NHL 发病率明显高于正常人群。

(2)细菌或其他致病微生物感染,或感染所诱发的免疫反应,与黏膜相关淋巴瘤的发病有关。例如,幽门螺杆菌的感染与胃黏膜相关淋巴瘤、伯氏疏螺旋体感染与皮肤黏膜相关淋巴瘤等有关。

2. 免疫因素

(1)免疫功能缺陷:宿主的免疫功能决定对淋巴瘤的易感性,临床观察发现,具有免疫缺陷和自身免疫性疾病的患者霍奇金淋巴瘤的发病危险增加。同时,很多原发性免疫缺陷及获得性免疫障碍的患者也容易患淋巴瘤及其他肿瘤。

(2)免疫抑制:临床研究发现,器官移植后长期使用免疫抑制剂而发生恶性肿瘤的患者,其中 1/3 为淋巴瘤。在一些器官移植患者中,因大剂量使用免疫抑制剂,发生 NHL 的概率比一般人高数倍。

(3)免疫功能紊乱:临床研究发现 NHL 的发病率在自身免疫性疾病(如类风湿性关节炎、桥本甲状腺炎、干燥综合征和系统性红斑狼疮)患者中上升了数倍。

3. 遗传因素　NHL 家族聚集现象已有报道,近亲(尤其是兄弟姐妹或父母)中有某种血液/淋巴系统恶性疾病史者,NHL 发病风险可增加 2 ~ 4 倍。同卵双生同胞之一发生 HL,另一人发生该病的风险是异卵双生者的 100 倍。HL 患者第一代亲属发生该病的风险增加 5 倍,这也许与遗传因素对 EB 病毒感染的遗传易感性增加有关。

4. 化学因素　苯、农药、化肥、溶剂、除草剂、杀虫剂、某些化疗药物等均有致病作用。

5. 物理因素　电离辐射可以引起淋巴瘤,如日本广岛和长崎等地区因原子弹的影响,淋巴瘤的发病率明显高于对照人群。

【病理和分型】

淋巴瘤典型的淋巴结病理学特征为正常滤泡性结构、被膜周围组织、被膜及被膜下窦被大量异常淋巴细胞或组织细胞所破坏。

1. 按组织病理学的不同分类　分为霍奇金淋巴瘤(Hodgkin lymphoma, HL)和非霍奇金淋巴瘤(non-Hodgkin lymphoma, NHL),85%的淋巴瘤为NHL。

(1)霍奇金淋巴瘤:其组织病理学特点与NHL有很多不同。受累组织中存在特征性的恶性细胞Reed – Sternberg多核巨细胞(简称R – S细胞),R – S细胞通常存在于高度反应性细胞的环境中,本身处于激活状态,提示HL可能是一种慢性免疫性刺激性疾病。HL通常从原发部位向邻近淋巴结依次转移。

HL的分型曾普遍采用1965年Rye会议的分型方法(表5 – 1)。之后WHO在欧美淋巴瘤分型修订方案(revised European American lymphoma classification,REAL分型)基础上制订了造血和淋巴组织肿瘤病理学和遗传学分型方案。该方案既考虑了形态学特点,也反映了应用免疫组化、细胞遗传学和分子生物学等新技术对血液和淋巴系统肿瘤的新认识和确定的新病种。WHO将HL分为结节性淋巴细胞为主型霍奇金淋巴瘤(nodular lymphocytic predominance Hodgkin's lymphoma, NLPHL)和经典型霍奇金淋巴瘤(classical Hodgkin's lymphoma,CHL)两大类,这种分类反映了两类肿瘤在病理形态学、免疫表型及分子生物学、临床表现和生物学行为方面的差异(表5 – 2)。其中CHL又分4个亚型:结节硬化型(nodular sclerosis,NSHL)、混合细胞型(mixed cellularity,MCHL)、富于淋巴细胞型(lymphocyte-rich,LRCHL)及淋巴细胞消减型(lymphocytic depletion,LDHL)。WHO分型和Rye分型的主要区别在于将淋巴细胞为主型分为结节性淋巴细胞为主型和富于淋巴细胞经典型。结节性淋巴细胞为主型表现为淋巴结结构完全或部分被结节样或结节和弥漫混合的病变取代,细胞成分主要为淋巴细胞、组织细胞,可见特征性的"爆米花样"RS细胞,免疫表型为CD20$^+$、CD15$^-$、CD30$^-$。患者多伴Ⅰ~Ⅱ期病变,男性多见。富于淋巴细胞经典型形态上以淋巴细胞、组织细胞为主,RS细胞呈经典 HL 的形态学和免疫表型（CD30$^+$、CD15$^+$、CD20$^-$）。

表 5 - 1　霍奇金淋巴瘤的分型

组织学类型	病理组织学特点	临床特点
结节性淋巴细胞为主型	结节状生长，RS 细胞核大，呈空泡状不规则，分叶，核仁小而明显，没有核仁外晕轮，称"爆米花样"细胞。主要为淋巴细胞、组织细胞，嗜酸性、中性粒细胞和浆细胞较少	占4%～5%，年轻人多见，男性比女性多见，常累及外周淋巴结，纵隔累及较少，诊断时多为Ⅰ、Ⅱ期，预后可
富于淋巴细胞型	RS 细胞多见，含丰富的淋巴细胞、组织细胞，嗜酸性粒细胞、浆细胞较少	占6%，男性多见，预后可
结节硬化型	交织的胶原纤维将浸润细胞分隔成明显结节，RS 细胞较大，呈腔隙型，淋巴细胞、组织细胞、浆细胞、中性及嗜酸性粒细胞多见	发达国家中最常见的类型（60%～80%），年轻人多见，常累及淋巴结、纵隔，诊断时多为Ⅰ、Ⅱ期，预后可
混合细胞型	多为弥漫性，浸润细胞呈多形性，伴血管增生和纤维化。淋巴细胞、浆细胞、中性及嗜酸粒细胞与较多的 RS 细胞混同存在	占15%～30%，任何年龄都有可能发病，有播散倾向，预后相对较差
淋巴细胞消减型	主要为组织细胞浸润，弥漫性纤维化及坏死，RS 细胞数量较多，多形性	占1%，好发于老年人，常累及腹部淋巴结、脾、肝和骨髓，诊断时多为Ⅲ、Ⅳ期，预后差

表 5 - 2　NLPHL 和 CHL 的区别

	NLPHL	CHL
总体形态	结节性为主	弥散性、滤泡间、结节性
肿瘤细胞	淋巴细胞和（或）组织细胞或爆米花样细胞	诊断性 RS 细胞、单核或腔隙细胞
背景	淋巴细胞，组织细胞	淋巴细胞，组织细胞，嗜酸性粒细胞，浆细胞
纤维化	少见	常见
CD15	－	＋
CD30	－	＋
CD20	＋	－／＋
CD45	＋	－
EMA	＋	－

续表

	NLPHL	CHL
EB 病毒(RS 细胞中)	−	+(<50%)
Ig 基因	活性的,功能性的	无活性的
年龄分布	单峰	双峰(结节硬化性)
分布部位	外周淋巴结	纵隔、腹部、脾
确诊时分期	一般为 I 期	常为 II 或 III 期
B 症状	<20%	40%
病程	隐匿性	侵袭性

(2)非霍奇金淋巴瘤:呈跳跃式播散,越过邻近淋巴结向远处淋巴结转移,有的临床上确诊时已播散全身。侵袭性 NHL 常原发累及结外淋巴组织,发展迅速。NHL 的淋巴结其切面外观呈鱼肉样,镜下正常淋巴结构破坏,淋巴滤泡和淋巴窦可消失,增生或浸润的淋巴瘤细胞成分单一、排列紧密。NHL 细胞源于不同分化阶段的免疫细胞,不同来源的 NHL 细胞的免疫表型、染色体核型、受累基因及临床表现也不相同,从而形成各种的 NHL 亚型。正常免疫细胞转化成恶性淋巴瘤细胞可能存在特定的遗传学和分子遗传学异常,部分 NHL 亚型的原癌基因的激活与特定的遗传学异常有关。

WHO 分类对认识不同类型淋巴瘤的疾病特征和制订合理的个体化的治疗方案具有重要意义。按肿瘤的细胞来源确定类型,淋巴组织肿瘤包括淋巴瘤和其他淋巴组织来源的肿瘤(表 5-3),该分类已为病理与临床所采用。

表 5-3　淋巴组织肿瘤 WHO 分类(2008)

前体淋巴组织肿瘤

　B 淋巴母细胞性白血病/淋巴瘤

　T 淋巴母细胞性白血病/淋巴瘤

成熟 B 细胞肿瘤

　慢性淋巴细胞性白血病/小淋巴细胞性淋巴瘤

　B 细胞幼淋巴细胞性白血病

　脾 B 细胞边缘区淋巴瘤

　多毛细胞白血病

脾B细胞淋巴瘤/白血病,不能分类

脾弥漫性红髓小B细胞淋巴瘤

多毛细胞白血病-变异型

淋巴浆细胞性淋巴瘤

Waldenström 巨球蛋白血症

重链病

α 重链病

γ 重链病

μ 重链病

浆细胞骨髓瘤

骨孤立性浆细胞瘤

骨外浆细胞瘤

结外黏膜相关淋巴组织边缘区淋巴瘤(MALT 淋巴瘤)

淋巴结边缘区淋巴瘤

儿童淋巴结边缘区淋巴瘤

滤泡性淋巴瘤(FL)

儿童滤泡性淋巴瘤

原发性皮肤滤泡中心淋巴瘤

套细胞淋巴瘤

弥漫性大 B 细胞淋巴瘤(DLBCL),非特指性

富于 T 细胞/组织细胞大 B 细胞淋巴瘤

原发性中枢神经系统(CNS)DLBCL

原发性皮肤 DLBCL,腿型

老年人 EBV 阳性 DLBCL

DLBCL 伴慢性炎症

淋巴瘤样肉芽肿病

原发性纵隔(胸腺)大 B 细胞淋巴瘤

血管内大 B 细胞淋巴瘤

ALK 阳性大 B 细胞淋巴瘤

浆母细胞性淋巴瘤

起自 HHV8 相关多中心性 Castleman 病的大 B 细胞淋巴瘤

原发性渗出性淋巴瘤

伯基特淋巴瘤

B 细胞淋巴瘤,不能分类,具有 DLBCL 和伯基特淋巴瘤中间特点

B 细胞淋巴瘤,不能分类,具有 DLBCL 和经典型霍奇金淋巴瘤中间特点

成熟 T 细胞和 NK 细胞肿瘤

T 细胞幼淋巴细胞性白血病

T 细胞大颗粒淋巴细胞性白血病

慢性NK细胞淋巴组织增生性疾病

侵袭性 NK 细胞白血病

儿童系统性 EBV 阳性 T 细胞淋巴组织增生性疾病

水疱痘疮样淋巴瘤

成人 T 细胞白血病/淋巴瘤

结外 NK/T 细胞淋巴瘤,鼻型(NK/TCL)

肠病相关性 T 细胞淋巴瘤

肝脾 T 细胞淋巴瘤

皮肤脂膜炎样 T 细胞淋巴瘤

蕈样肉芽肿

塞扎里综合征

原发性皮肤 CD30 阳性 T 细胞淋巴组织增生性疾病

淋巴瘤样丘疹病

原发性皮肤间变性大细胞淋巴瘤

原发性皮肤 γδT 细胞淋巴瘤

原发性皮肤CD8 阳性侵袭性亲表皮细胞毒性T细胞淋巴瘤

原发性皮肤小／中CD4阳性T细胞淋巴瘤

周围 T 细胞淋巴瘤,非特指性

血管免疫母细胞性 T 细胞淋巴瘤

间变性大细胞淋巴瘤(ALCL),ALK 阳性

间变性大细胞淋巴瘤(ALCL),ALK 阴性

霍奇金淋巴瘤

结节性淋巴细胞为主型霍奇金淋巴瘤

经典型霍奇金淋巴瘤

结节硬化经典型霍奇金淋巴瘤

富于淋巴细胞经典型霍奇金淋巴瘤

混合细胞经典型霍奇金淋巴瘤

淋巴细胞消减经典型霍奇金淋巴瘤

组织细胞和树突细胞肿瘤

组织细胞肉瘤

朗格汉斯组织细胞增生症

朗格汉斯细胞肉瘤

交指树突状细胞肉瘤

滤泡树突状细胞肉瘤

成纤维细胞性网状细胞肿瘤

中间性树突状细胞肿瘤

播散性幼年性黄色肉芽肿

移植后淋巴组织增生性疾病(PTLD)

早期病变

浆细胞增生

传染性单核细胞增多症样 PTLD

多形性 PTLD

单形性 PTLD(B 和 T/NK 细胞型)

经典型霍奇金淋巴瘤型 PTLD

注:组织学类型倾斜体字是暂定病种,WHO 工作小组认为目前缺乏足够证据认识它们是独立病种。

2. 淋巴组织肿瘤 WHO 分型(2008) 此方案中常见的 NHL 亚型包括以下几种:

(1)边缘带淋巴瘤(marginal zone lymphoma,MZL):为发生部位在边缘带,即淋巴滤泡及滤泡外套之间结构的淋巴瘤。边缘带淋巴瘤系 B 细胞来源,CD5$^+$,表达 BCL-2,在 IWF 往往被列入小淋巴细胞型或小裂细胞型,临床经过较缓,属于"惰性淋巴瘤"的范畴。

1)淋巴结边缘区 B 细胞淋巴瘤(MZL):系发生在淋巴结边缘带的淋巴

瘤,由于其细胞形态类似单核细胞,亦称为单核细胞样 B 细胞淋巴瘤(monocytoid B – cell lymphoma)。

2)脾边缘区细胞淋巴瘤(SMZL):可伴随绒毛状淋巴细胞。

3)结外黏膜相关性边缘区 B 细胞淋巴瘤(MALT):系发生在结外淋巴组织边缘带的淋巴瘤,可有 t(11;18),包括甲状腺的桥本甲状腺炎(Hashimoto's thyroiditis)、涎腺的干燥综合征(Sjogren syndrome)及幽门螺杆菌相关的胃淋巴瘤。

(2)滤泡性淋巴瘤(follicular lymphoma,FL):指发生在生发中心的淋巴瘤,为 B 细胞来源,CD5$^+$,BCL – 2$^+$,伴 t(14;18)。为惰性淋巴瘤,化疗反应好,但不能治愈,病程长,反复复发或转成侵袭性。

(3)套细胞淋巴瘤(mantle cell lymphoma,MCL):曾称为外套带淋巴瘤(mantle zone lymphoma)或中介淋巴细胞淋巴瘤(intermediate cell lymphocytic lymphoma)。在 IWF 常被列入弥漫性小裂细胞型。来源于滤泡外套的 B 细胞,CD5$^+$,BCL – 2$^+$,常有 t(11;14)。临床上老年男性多见,占 NHL 的 8%。本型发展迅速,中位存活期为 2～3 年,属侵袭性淋巴瘤,化疗完全缓解率较低。

(4)伯基特淋巴瘤(burkitt lymphoma,BL):由形态一致的小无裂细胞组成。细胞大小介于大淋巴细胞和小淋巴细胞之间,包浆有空泡,核仁圆,侵犯血液及骨髓时即为急性淋巴细胞白血病 L3 型。CD20$^+$,CD22$^+$,CD5$^-$,伴 t(8;14),与 MYC 基因表达有关,增生极快,是严重的侵袭性 NHL,流行区儿童多见,颌骨累及是特点;非流行区病变主要累及回肠末端和腹部脏器。

(5)弥漫性大 B 细胞淋巴瘤(diffuse large B – cell lymphoma,DLBCL):是最常见的侵袭性 NHL,常有 t(3;14),与 BCL – 2 表达有关,其 BCL – 2 表达者治疗较困难,5 年生存率在 25% 左右,而低危者可达 70% 左右。

(6)血管免疫母细胞性 T 细胞淋巴瘤(angio-immunoblastic T cell lymphoma,AITCL):过去认为是一种非恶性免疫性疾患,称作血管免疫母细胞性淋巴结病(angio-immunoblastic lymphadenopathy disease,AILD),近年来研究确定为侵袭性 T 细胞淋巴瘤的一种,表现为淋巴结肿大、脏器肿大、发热、皮疹、瘙痒、嗜酸性粒细胞增多和免疫学谱异常。病理特征为淋巴结多形性浸润,伴高内皮小静脉和滤泡的树突状细胞显著增生。其 CD4 表达比 CD8 更常见。

(7)周围 T 细胞淋巴瘤(peripheral T-cell lymphoma,PTCL):所谓周围性是

指 T 细胞已向辅助 T 细胞或抑制 T 细胞分化,可表现为 CD4$^+$ 或 CD8$^+$,而未分化的胸腺 T 细胞 CD4、CD8 均呈阳性。本型为侵袭性淋巴瘤的一种,化疗效果可能比大 B 细胞淋巴瘤差。本型通常表现为大、小混合的不典型淋巴瘤,在工作分型中可能被列为弥漫性混合细胞型和大细胞型。本型在日本多见,在欧美约占淋巴瘤中的 15%,我国也较多见。

(8)间变性大细胞淋巴瘤(anaplastic large cell lymphoma,ALCL):细胞形态特殊,类似 Reed－Sternberg 细胞,有时可与霍奇金淋巴瘤和恶性组织细胞病混淆。细胞呈 CD30$^+$,常有 t(2;5)染色体异常。位于 5q35 的核仁磷蛋白(nucleophosmin,NPM)基因融合到位于 2p23 的编码酪氨酸激酶受体的 ALK 基因,形成 NPM－ALK 融合蛋白。临床上常有皮肤侵犯,伴或不伴淋巴结及其他结外部位病变。免疫表型可为 T 细胞型或 NK 细胞型。临床发展迅速,ALK 阳性者预后较好。

(9)成人 T 细胞白血病/淋巴瘤:是周围 T 细胞淋巴瘤的一个特殊类型,与 HTLV－1 病毒感染有关,主要见于日本和加勒比海地区。肿瘤或白血病细胞具有特殊形态。常表达 CD3、CD4、CD25 和 CD52。临床常有皮肤、肺及中枢神经系统受累,伴血钙升高,通常伴有免疫缺陷。预后恶劣,化疗后往往死于感染。中位存活期不足一年,本型我国很少见。

(10)蕈样肉芽肿(mycosis fungoides,MF)/塞扎里综合征:侵及末梢血液为塞扎里综合征。临床上属惰性淋巴瘤类型。增生的细胞为成熟的辅助性 T 细胞,呈 CD3$^+$、CD4$^+$、CD8$^-$。MF 系皮肤淋巴瘤,发展缓慢,临床分三期:红斑期:皮损无特异性;斑块期;最后进入肿瘤期。皮肤病变的病理特点为表皮性浸润,具有 Pautrier 微脓肿。塞扎里综合征罕见,见于成人,是 MF 的白血病期,可有全身红皮病、瘙痒、外周血有大量脑回状核的塞扎里细胞(白血病细胞)。后期可侵犯淋巴结和内脏,为侵袭性皮肤 T 细胞淋巴瘤。

【临床表现】

由于恶性淋巴瘤是具有相当异质性的一大类肿瘤。虽然好发于淋巴结,但是由于淋巴系统的分布特点,使得淋巴瘤基本属于全身性疾病,几乎可以侵及全身任何组织和器官。因此,恶性淋巴瘤的临床表现既具有一定的共同特点,同时按照不同的病理类型、受侵部位和范围又存在着很大的差异(表5-4)。

表5-4　NHL与HL临床表现比较

临床表现	NHL	HL
首发症状	淋巴结肿大及压迫	淋巴结肿大,持续发热伴盗汗、消瘦
病变范围	广泛,多有结外组织受累	局限,局部淋巴结为主
发展规律	血源性扩散	邻近浸润性、延续性扩散
骨髓受累	常见	少见
纵隔淋巴结受累	除个别分型外,少见	常见,尤其是结节硬化型
肝受累	常见	少见
脾受累	少见	常见
肠系膜淋巴结受累	常见	少见
咽淋巴环受累	可见	罕见
胃肠道受累(如腹部包块)	常见	罕见
皮肤受累	偶见,但T细胞型较多见	罕见
中枢神经受累	偶见	罕见
滑车上淋巴结受累	偶见	罕见

1. 局部表现

(1)淋巴结肿大:是淋巴瘤最常见、最典型的临床表现。淋巴瘤淋巴结肿大的特点为:无痛性、表面光滑、活动,扪之质韧、饱满、均匀,早期活动,孤立或散在于颈部、腋下、腹股沟等处,晚期则相互融合,与皮肤粘连,不活动或形成溃疡。HL大多首先侵犯表浅淋巴结,以颈部、锁骨上窝、腋下淋巴结多见,而髂血管周围、腹股沟、股三角区、滑车淋巴结均少见,也可侵及纵隔、腹膜后、肠系膜等部位的深部淋巴结。HL的淋巴结受累多为连续性,依次侵及邻近区域的淋巴结。例如,先为颈部淋巴结肿大,其后依次为腋下、纵隔淋巴结受侵。NHL首先表现为浅表淋巴结受侵者也超过一半,受侵淋巴结部位多为跳跃性的,无一定规律,NHL结外淋巴结组织或器官受侵者也较为多见。患淋巴瘤时淋巴结的肿大多为渐进性,如HL和惰性淋巴瘤,部分患者在确诊之前的数月甚至数年即出现浅表淋巴结反复肿大,少数患者经抗生素或消炎治疗后肿大的淋巴结可以消退,但不久再次肿大。也有一些高度侵袭性的类型,可表现为淋巴结迅速增大,造成相应的局部压迫症状,偶尔也有因肿块内部坏死、出血导致肿瘤迅速增大,可伴有疼痛、发热。

(2) 鼻腔病变:原发鼻腔的淋巴瘤绝大多数为 NHL,主要病理类型包括鼻腔 NK/T 细胞淋巴瘤和弥漫大 B 细胞淋巴瘤。早期病变多局限于一侧鼻腔,常原发于下鼻甲,病情进展可侵及鼻中隔、对侧鼻腔、鼻窦、鼻咽腔、眼眶和硬腭等邻近组织和器官。临床表现不典型,主要表现为鼻塞、鼻出血、耳鸣、听力下降、吞咽不适、咽痛、声嘶、面颊部红肿、黏膜溃疡等。局部肿瘤浸润破坏骨质可造成鼻中隔、硬腭等部位穿孔及结外受累器官的相应症状。

(3) 咽淋巴环肿大:口咽、鼻咽、舌根部及双侧腭扁桃体组成咽淋巴环,又称韦氏环。其黏膜和黏膜下具有丰富的淋巴组织,是恶性淋巴瘤的好发部位。肿块增大时,可影响进食和呼吸,或出现鼻塞,触之肿块有一定硬度,并常伴有颈部淋巴结肿大。抗感染治疗无效时,应尽早做肿块活检,以确定病变性质。扁桃体淋巴瘤可同时或先后合并胃肠道侵犯,应予注意。

(4) 胸部病变:纵隔亦是淋巴瘤的好发部位之一,多数患者初期多无明显症状,随着肿瘤的逐渐增大,可压迫气管、肺、食管、静脉等,出现干咳、气短、吞咽困难。如果病变进展迅速则可发生上腔静脉压迫综合征,表现为头颈部肿胀、呼吸困难、不能平卧、颈胸部浅表静脉怒张等,尤以 NHL 为常见。10% ~ 20% 的 HL 在诊断时可有肺或胸膜的受累,往往是由于肺门、纵隔淋巴结病变直接侵犯所致。肺原发恶性淋巴瘤很少见,为 0.5% ~2%。淋巴瘤的肺部受侵,早期可无症状。胸部 X 线片上有圆形、类圆形或分叶状阴影,病情进展可压迫支气管致肺不张,有时肿瘤中央坏死形成空洞。有的肺部病变表现为弥漫性间质性改变,此时临床症状明显,常伴有咳嗽、咳痰、气短、呼吸困难,继发感染可伴有发热。胸膜病变可表现为结节状、肿块或胸腔积液。恶性淋巴瘤可侵犯心肌和心包,绝大多数是由于纵隔病变直接侵犯所致,可表现为心包积液,积液少时可无明显自觉症状,积液量增多时可有胸闷、气短,严重时发生心包填塞症状。淋巴瘤侵犯心肌表现为心肌病变,可有心律不齐、心电图异常等表现。

(5)腹部表现:脾是 HL 最常见的膈下受侵部位,胃肠道则是 NHL 最常见的结外病变部位,肠系膜、腹膜后及髂窝淋巴结等亦是淋巴瘤最常见的侵犯部位。

1)胃肠道:胃原发淋巴瘤较多见,绝大多数为 NHL,以黏膜相关淋巴瘤、弥漫大 B 细胞淋巴瘤及非特异性外周 T 细胞淋巴瘤为最常见病理类型。

胃淋巴瘤早期多无症状,此后可出现饱胀不适、消化不良、上腹部包块。肠道以小肠,尤以十二指肠、回肠和盲肠部较多。小肠淋巴瘤可表现为腹痛,腹部包块,易出现肠梗阻、肠穿孔、出血等急症。

2)肝、脾大:肝、脾原发恶性淋巴瘤少见,在病情进展中,肝、脾受侵多见。有脾侵犯者可能会有肝侵犯,但单独肝侵犯则很少见。另外,脾大不一定是肿瘤侵犯,HL患者脾肿大者经脾切除病理检查证实为脾受侵者仅60%,而临床上检查脾大小正常者,脾切除后1/3有脾侵犯。肝侵犯的发生率为3%～24%,多继发于脾侵犯,晚期病例常见肝大、黄疸及其他部位受累,除临床具有相对应症状外,通常伴有贫血、发热、食欲减退、体重减轻等表现。

3)腹膜后、肠系膜及髂窝淋巴结:恶性淋巴瘤常累及腹膜后、肠系膜及髂窝淋巴结。肿大淋巴结可相互融合成块,腹部可扪及肿块或伴疼痛。腹膜后淋巴结肿大可压迫输尿管,引起肾盂积水等,以NHL较多见。小肠淋巴瘤半数以上肠系膜淋巴结肿大。髂窝淋巴结肿大者多同时有腹股沟或股部淋巴结肿大。

(6)骨髓:恶性淋巴瘤可出现骨髓侵犯,多属疾病晚期表现之一,绝大多数为NHL。常见骨髓受侵的NHL主要有:前体淋巴母细胞淋巴瘤、滤泡细胞淋巴瘤、套细胞淋巴瘤及弥漫性小淋巴细胞淋巴瘤等。淋巴瘤的骨髓受侵常呈弥漫性分布,不同部位的骨髓活检加涂片细胞学检查有助于骨髓受侵诊断。

(7)皮肤表现:恶性淋巴瘤可原发或继发皮肤侵犯,多见于NHL。原发皮肤的蕈样霉菌病早期可表现为斑片样的皮损,为单个或多个橘红色至暗红色不等的表面覆有鳞片的扁平萎缩性斑片。以后斑片可发展为不规则、界线清楚的略高起斑块,至晚期则可在原有斑块或正常皮肤上出现大小不等、形状不一的倾向破溃并形成溃疡结节样肿物。皮肤的淋巴瘤样丘疹病则表现为一种复发性、自限性皮肤病,皮疹多形,似急性或慢性藓苔样糠疹,多为紫红色丘疹,坏死性、结节性或更大的斑块样损害,常成批出现,对称分布,单个损害经3～4周消退,治愈后留下色素沉着。

(8)其他表现:恶性淋巴瘤可以原发或继发于脑、硬脊膜外、甲状腺、乳腺、卵巢、阴道、子宫颈、睾丸、肾上腺、眼眶球后组织、喉、骨骼及肌肉软组织等。

2. 全身表现

（1）全身症状：淋巴瘤在发现淋巴结肿大前或同时可出现发热、皮肤瘙痒、盗汗及消瘦等全身症状。

1）发热：30% ~ 40% 的 HL 患者以原因不明的持续性发热为首要症状。热型多不规则，可呈持续高热，也可间歇低热，少数有周期性发热，后者约见于1/6 的 HL 患者。但 NHL 一般在病变较广泛时才发热，且多为高热。热退时大汗淋漓，为本病特征之一。

2）皮肤瘙痒：是 HL 较特异的表现，可为 HL 唯一的全身症状。局灶性瘙痒发生于病变部位淋巴引流的区域，全身瘙痒大多见于纵隔或腹部有病变的患者。其多见于年轻患者，特别是女性。

3）其他：包括乏力、盗汗与消瘦（半年内体重减轻 > 10%）等症状，其中盗汗及短期内明显消瘦为常见，NHL 患者若同时出现发热则多为晚期表现。

（2）免疫、血液系统表现：恶性淋巴瘤诊断时 10% ~ 20% 患者可有贫血，部分患者可有白细胞、血小板增多，血沉加快，个别患者可有类白血病反应，中性粒细胞明显增多。乳酸脱氢酶的增高与肿瘤负荷有关。部分患者尤其是晚期患者表现为免疫功能异常，细胞免疫功能受损包括淋巴细胞的转化率、巨噬细胞吞噬率降低等。

（3）神经系统表现：恶性淋巴瘤患者可有一系列非特异性神经系统表现，如进行性多灶性脑白质病、亚急性坏死性脊髓病、感觉或运动性周围神经病变等。

【实验室及其他辅助检查】

1. 一般实验室检查　HL 患者血象变化较早，常有轻或中度贫血，少数有白细胞计数轻度或明显增加，中性粒细胞增多，约 20% 的患者嗜酸粒细胞升高。骨髓浸润广泛或有脾功能亢进时，全血细胞下降。疾病活动期有血沉增快、血清乳酸脱氢酶活性增加，其中乳酸脱氢酶增加提示预后不良；骨骼受累时血清碱性磷酸酶活性或血钙增加。NHL 可发生溶血性贫血，抗人球蛋白试验阳性。中枢神经系统受累时脑脊液中蛋白含量增加。

2. 骨髓检查　骨髓早期多正常，晚期出现白血病骨髓象，骨髓穿刺活检若能找到淋巴瘤细胞则可确诊为淋巴瘤。

3. 病理检查　是确诊疾病的"金标准"，是淋巴瘤确诊和分型的主要依据,指导治疗和判断预后。依照 WHO 分类,淋巴瘤的诊断与鉴别诊断单纯依靠病理形态学难以做出正确的诊断和分型,免疫组化学染色(简称免疫组化)在淋巴瘤诊断和鉴别诊断中的应用主要有:①淋巴瘤与其他肿瘤的鉴别诊断;②协助鉴别淋巴组织的肿瘤与非肿瘤性增生;③淋巴瘤的具体分类。

4. 影像学检查 胸部 X 线、腹部超声、胸(腹)部 CT 或 PET - CT 等有助于确定病变的部位及其范围。

5. 剖腹探查 患者一般不易接受,但必须为诊断及临床分期提供可靠依据时,须考虑剖腹探查。如发热待查患者,临床高度怀疑淋巴瘤,B 超发现有腹腔淋巴结肿大,但无表浅淋巴结或病灶可供活检的情况下,为明确分期诊断,有时需要剖腹探查。

【诊断要点】

对慢性、进行性、无疼痛性淋巴结肿大,经淋巴结活检证实可确诊。一般情况下,组织病理学检查应尽量采用免疫组化、细胞遗传学和分子生物学技术,按 WHO(2008)的淋巴组织肿瘤分型标准进行分型。在此基础上,根据病变范围不同,采用 1971 年在 Ann Arbor 会议制定的霍奇金淋巴瘤的临床分期方案(NHL 也可参照使用),可将淋巴瘤分为四期(表 5 - 5)。

表 5 - 5 Ann Arbor 分期(1971)

Ⅰ期	侵及一个淋巴结区($Ⅰ$)或侵及一个单一的结外器官或部位($Ⅰ_E$)
Ⅱ期	在横膈的一侧,侵及两个或更多的淋巴结区($Ⅱ$)或外加局限侵犯一个结外器官或部位($Ⅱ_E$)
Ⅲ期	受侵犯的淋巴结区在横膈的两侧($Ⅲ$)或外加局限侵犯一个结外器官或部位($Ⅲ_E$),或脾的侵犯($Ⅲ_S$),或两者都受侵犯($Ⅲ_{ES}$)
Ⅳ期	弥漫性或播散性侵犯一个或更多的结外器官,同时伴有或不伴有淋巴结侵犯

每一个临床分期按有无全身症状又分为 A 、B 两组。无症状者为 A、有症状者为 B 。全身症状包括三个方面:①发热 38℃ 以上,连续 3d 以上,且无感染原因;②6 个月内体重减轻 10% 以上;③盗汗:即入睡后出汗。

【鉴别诊断】

淋巴瘤须与其他淋巴结肿大疾病相鉴别。局部淋巴结肿大要排除淋巴结炎和恶性肿瘤转移的可能性。结核性淋巴结炎多局限于颈的两侧,可彼此融合,与周围组织粘连,晚期由于软化、溃破而形成窦道。以发热为主要表现的淋巴瘤,须与结核病、败血症、结缔组织病、坏死性淋巴结炎和恶性组织细胞病等鉴别。结外淋巴瘤须与相应器官的其他恶性肿瘤相鉴别。R-S细胞对HL的病理组织学诊断有重要价值,但近年研究发现,R-S细胞也可见于传染性单核细胞增多症、结缔组织病及其他恶性肿瘤。因此在缺乏HL的其他组织学特征时,仅见到R-S细胞不能确定诊断。

【治疗】

以化疗为主,化、放疗结合,联合应用相关生物制剂的综合治疗,是目前淋巴瘤治疗的基本策略。

1. 霍奇金淋巴瘤的治疗 早期病例(Ⅰ、Ⅱ期)对放射治疗敏感,治愈率达80%以上,但因单一放疗的近期和远期不良反应较大,为了减少治疗不良反应,近20多年来对早期患者采用低毒性ABVD方案(表5-6)联合化疗,也取得了类似放疗的好效果。进展期(Ⅲ、Ⅳ期)病例,主张以ABVD方案为治疗金标准,治愈率也在60%以上。而预后最差的复发和难治性病例,由于大剂量化疗和自体造血干细胞移植的发展,其疗效和生存期也得到改善。

Ⅰ、Ⅱ期的HL,目前认为最佳的治疗方案是4~6周期的ABVD方案联合20~30Gy的受累野的照射治疗。ABVD方案对生育功能影响小,较少引起继发性肿瘤,Ⅲ、Ⅳ期HL患者以化疗为主,ABVD方案仍是标准方案。ABVD方案6~8个周期,其中4~6个周期后复查,若达到完全缓解(complete remission,CR)/未确定的CR(unconfirmed CR,CRu),则继续化疗2个周期,伴有巨大肿块的患者需行巩固性放疗。

对于难治性的和联合化疗后复发的HL,则包括3种情况:

(1)原发耐药,初始化疗未能获得CR。

(2)联合化疗虽然获得缓解,但是缓解时间小于1年。

(3)化疗后缓解时间大于1年。缓解时间大于1年后复发病例,可仍然使用以前的有效方案。

近年来,国际上多个霍奇金淋巴瘤研究组推出多个解救方案,获得了一定的疗效,其中包括ICE方案、DHAP方案、ESHAP方案、BEACOPP方案(表5-6),对原发耐药或缓解不大于1年的病例,可应用大剂量化疗结合自身造血干细胞移植治疗。异体造血干细胞移植指征为:①患者缺乏足够的干细胞进行移植;②患者原有病变病情稳定但骨髓持续浸润;③自体移植后复发的患者。

表5-6　HL常用化疗方案

	方案	药物
常用	ABVD	多柔比星、博来霉素、长春新碱、达卡巴嗪
	ICE	异环磷酰胺、卡铂、依托泊苷
	DHAP	地塞米松、顺铂、阿糖胞苷
	ESHAP	依托泊苷、甲泼尼龙、阿糖胞苷、顺铂
	BEACOPP	博来霉素、依托泊苷、多柔比星、环磷酰胺、长春新碱、达卡巴嗪、泼尼松

2. 非霍奇金淋巴瘤的治疗

(1)化疗:NHL因多中心发生的倾向使得临床分期价值和扩野照射的治疗不如HL,决定其治疗策略应以联合化疗为主(表5-7)。

表5-7　NHL常用化疗方案

	方案	药物
常用	R-CHOP	利妥昔单抗、多柔比星、环磷酰胺、长春新碱、泼尼松
	CHOP	环磷酰胺、多柔比星、长春新碱、泼尼松
	CHOPE	依托泊苷、环磷酰胺、多柔比星、长春新碱、泼尼松
	EPOCH	依托泊苷、长春新碱、多柔比星、环磷酰胺、泼尼松
	DICE	地塞米松、异环磷酰胺、顺铂、依托泊苷
	R-HyperCVAD/MA	利妥昔单抗、环磷酰胺、长春新碱、多柔比星、地塞米松、甲氨蝶呤、阿糖胞苷
	ESHAP	依托泊苷、甲泼尼龙、阿糖胞苷、顺铂

(2)放疗:对病变局限的低度恶性淋巴瘤、局限的巨块型淋巴瘤及某些特殊亚型的淋巴瘤仍具有积极的治疗意义。

(3)生物治疗:常用抗CD20$^+$的B淋巴细胞单克隆抗体。凡细胞免疫表型为CD20$^+$的B细胞淋巴瘤患者(主要是NHL患者),均可用CD20单抗(利妥昔单抗)治疗。该药是一种针对 CD20 抗原的人鼠嵌合型单抗,其作用机制是通过介导抗体依赖的细胞毒性(ADCC)和补体依赖细胞毒性(CDC)作用杀死淋巴瘤细胞,并可诱导淋巴瘤细胞凋亡,增加淋巴细胞对化疗药物的敏感性。

(4)骨髓或造血干细胞移植:自体造血干细胞移植作为强化治疗,能进一步提高患者的长期存活率。对高危患者或复发及难治的患者则作为一种拯救性治疗方法。

(5)手术治疗:包括剖腹探查及脾切除。

【主要护理问题】

1. 体温过高　与疾病本身或感染有关。

2. 低效性呼吸型态　与纵隔淋巴结肿大、压迫及肺部感染有关。

3. 吞咽困难　与咽部淋巴环病变有关。

4. 营养失调:低于机体需要量　与肿瘤对机体的消耗或放、化疗有关。

5. 活动无耐力　与贫血、组织缺氧有关。

6. 疼痛　与骨骼损害有关。

7. 感染的危险　与放、化疗后白细胞减少有关。

8. 有出血的危险　与化疗后血小板减少有关。

9. 有皮肤完整性受损的危险　与皮肤瘙痒及放疗有关。

10. 自我形象紊乱　与化疗药物引起的脱发有关。

11. 知识缺乏　缺乏与疾病相关的知识。

12. 预感性悲哀　与治疗效果差或淋巴瘤复发有关。

13. 照顾者角色困难　与疾病致家庭意见冲突及经济条件有关。

【护理目标】

(1)患者能主动配合治疗及护理,正确面对疾病。

(2)患者掌握休息、活动、饮食等注意事项。

(3)患者了解放疗、化疗的不良反应,掌握自我护理的方法。

(4)患者能够自我检测体温变化,掌握物理降温的方法。

(5)患者学会疼痛转移法,减轻疼痛。

(6)患者营养均衡,体重无下降。

(7)患者得到社会及家属的支持。

【护理措施】

1. 病情观察

(1)密切观察患者生命体征尤其是体温变化。

(2)观察淋巴结肿大的部位、程度及相应器官的压迫症状,如胸闷、气促、腹痛、腹泻等,出现异常及时报告医生。

(3)密切观察放疗、化疗所引起的不良反应,监测血象,以及肿块的大小、症状及数量。

(4)观察患者营养状况、活动情况、睡眠状况及排便情况。

(5)观察患者情绪变化,有无焦虑、情绪低落等,了解患者社会支持系统情况。

2. 症状护理

(1)高热护理:患者出现高热时,可先给予物理降温,如温水擦浴、冰袋冰敷大血管处等,有出血倾向者禁用酒精拭浴,以防局部血管扩张而加重出血。必要时遵医嘱给予药物降温、补充电解质等治疗。降温过程中,要密切观察患者体温及脉搏的变化。及时更换汗湿的衣物,保持干燥、清洁,避免受凉及物理性皮肤摩擦。嘱患者卧床休息,减少机体的消耗,多饮水,每日应超过3 000mL,进食高热量、高维生素、营养丰富的易消化食物。

(2)低效性呼吸型态的护理:病房保持适宜的温度及湿度,空气应洁净、清新。若患者不能平卧时,应采取坐位或半卧位,从而使呼吸顺畅,减少体力消耗。严重呼吸困难的患者遵医嘱给予氧疗,给予高流量吸氧时,注意氧疗的疗效及副作用。患者呼吸困难时常有明显的焦虑或恐惧情绪,护理人员应聆听其诉说,了解其需求,及时提供支持及帮助。

(3)吞咽困难的护理:患者咽淋巴环病变可引起吞咽困难,造成进食困难,护士要耐心细致地为患者提供生活护理,并向其讲解进食困难的原因,消除患者的恐惧心理。吞咽困难时,选择软食、半流质饮食,严重者可给予流食、鼻饲或静脉高营养,以补充机体需要量。

(4)营养失调的护理:给予患者高热量、高蛋白、高维生素、易消化的饮食,以补充营养需要。经常更换饮食品种,增加新鲜感,以促进食欲,创造良好的进餐环境。向患者解释恶心、呕吐是化疗的常见不良反应,使患者明确其原因,并说明停止化疗后,症状会逐渐好转,以增强患者治病的决心及信心。

(5)活动无耐力的护理:疾病早期患者由于体力尚好,可适当进行社交活动及身体锻炼,以保持体质,还可缓解疾病带来的压力,但应避免劳累。晚期应以卧床休息为主,可进行室内或床旁活动,活动时需要有人陪伴。卧床时可进行床上锻炼,如肌肉按摩,做下肢伸、屈动作等,以防肌肉组织失用性萎缩和下肢静脉血栓。所有活动都要循序渐进,以不疲劳为度。

(6)疼痛的护理:患者因骨骼受累可出现疼痛、病理性骨折。应尽量减少患者活动,活动时避免碰撞,尽可能有人陪伴,防止跌倒,防止发生骨折。为患者创造安静舒适的环境,减少一切不良刺激,减少、避免诱发疼痛的因素,遵医嘱使用镇痛剂。医护人员进行各项医疗操作时,动作要轻柔,不可用力按压患者骨性部位。

(7)感染的预防:

1)保持病室安静、整洁,空气清新,定时通风、空气消毒。做好患者个人防护,必要时戴口罩,加强患者口腔、肛周的护理,减少探视及陪护人员,避免交叉感染。WBC≤0.5×10^9/L的患者,给予保护性隔离,必要时入住层流床。

2)监测患者体温变化,一旦出现发热,提示有感染存在时,应寻找常见的感染灶或体征,如咽痛、咳嗽、咳痰、尿路刺激征、肛周疼痛等。若患者出现感染征象,应遵医嘱做血培养、咽拭子等检查,按时应用抗生素。

3)医务人员应严格执行无菌操作,避免医源性感染。

(8)出血的预防:

1)观察皮肤有无淤点、淤斑,有无牙龈、眼底出血,以及有无血尿、便血等。保持室内一定湿度,鼻黏膜、口唇可涂液状石蜡防止干裂,并嘱患者不可用手挖鼻孔,可用湿润的棉签轻轻擦拭。避免不当使用剃须刀,宜用电动剃须刀,防止皮肤损伤。

2)鼓励患者进食高蛋白、高维生素、易消化的软食或半流质食物,禁食过硬、粗糙的食物。

3)保持大便通畅,排便时不可用力,以防腹压骤增而引起的内脏出血,尤其是颅内出血。

4)尽量避免注射,注射完毕,压迫针眼至少5min。

5)血小板<50×10^9/L时减少活动,血小板<20×10^9/L,嘱患者绝对卧床休息,保证充足睡眠,避免情绪激动,防止身体受外伤,如跌倒、碰撞。若出现视力模糊、头痛、呕吐、意识不清,应警惕颅内出血。

6)教会患者自我监测出血症状及体征,出现异常及时通知医护人员。

（9）皮肤完整性受损的护理：HL患者可出现严重而顽固的全身性皮肤瘙痒，嘱患者不宜过度搔抓，以免皮肤破损而感染，注意皮肤清洁，勤洗澡或温水每日擦洗1~2次。接受放疗的患者局部皮肤可出现发红，继而发黑，因此要注意保持局部皮肤的清洁干燥，勿用力摩擦或热敷，避免风吹日晒，穿棉质衣服。

（10）自我形象紊乱的护理：

1）化疗前患者的心理护理：向患者说明化疗的必要性及化疗可能导致脱发现象，但绝大多数患者在化疗结束后头发会再生，使患者有充分的心理准备，坦然面对。

2）出现脱发后的心理护理：评估患者对化疗所致落发、秃发的感受和认识，并鼓励其表达内心的感受如失落、挫折、愤怒。指导患者使用假发或戴帽子，以降低患者本身的意象障碍。鼓励家属共同支持患者；介绍有类似经验的患者共同分享经验；鼓励患者参加正常的社交活动。

（11）知识缺乏的护理：护士应评估知识缺乏的原因和相关因素，向患者讲解相关疾病治疗的知识，鼓励患者积极主动地配合治疗。

（12）预感性悲哀的护理：由于患者常常担心预后情况，对能否回归社会没有信心，而且治疗费用高，害怕拖累家庭，加之对放疗、化疗耐受性差，每次治疗都要经受大量的痛苦，因此通常有悲哀、痛苦的心理反应。护士应耐心细致做好心理疏导工作，关心、爱护患者，给予心理支持。向患者介绍疾病的相关知识、预后情况，介绍治疗效果好的病例，帮助患者树立战胜疾病的信心。

（13）照顾者角色困难的护理：沉重的医疗负担，长期的陪伴治疗及自身工作生活秩序的影响，加之疾病相关知识的缺乏，导致家属产生不同程度的心理负担。工作中护士应该多与患者家属沟通，向他们详细讲解相关疾病的知识，帮助家属正确面对疾病，增强信心，减轻心理压力。

3. 心理护理

（1）治疗前向患者解释放、化疗中可能出现的不良反应，消除顾虑，取得配合。注意患者的情绪变化，随时给予疏导。

（2）理解、关心患者，向患者及其家属介绍本病的相关知识及成功病例，使患者安心配合治疗和护理。

（3）建立社会支持网，嘱家人、亲友给患者物质和精神的支持和鼓励，增强战胜疾病的信心。

4. 放疗护理 照射区的皮肤在辐射作用下一般有轻度损伤,对刺激的耐受性非常低,易发生二次皮肤损伤。故应避免局部皮肤受到强热和冷的刺激,尽量不用热水袋、冰袋,沐浴水温以 37～40℃ 为宜;外出时避免阳光直接照射;不要用有刺激性的化学物品,如肥皂、乙醇、油膏、胶布等。放疗期间应穿宽大、质软的纯棉或丝绸内衣,洗浴毛巾要柔软,擦洗放射区皮肤时,动作要轻柔,减少摩擦,并保持皮肤的清洁干燥,防止皮肤破损。

5. 化疗期间的护理

(1)病室保持清洁,空气流通,每日进行空气消毒,减少探视及陪护人员,做好个人防护,必要时戴口罩。

(2)指导患者多休息,以减少机体消耗,保存体力。

(3)注意饮食卫生,食物以清淡、易消化、无刺激为宜。多饮水,每日2 000～3 000mL。必要时给予静脉营养支持治疗。

(4)加强口腔及肛周的护理,三餐前后用西吡氯铵漱口液或生理盐水漱口。便后用 1:5 000 的高锰酸钾溶液坐浴,每次 15～20min。

(5)监测患者体温,及早发现感染征兆。

(6)遵医嘱监测血象及肝肾功能变化。

(7)注意观察血小板低下患者的皮肤、黏膜、内脏等有无出血表现。指导患者卧床休息,避免外伤,进易消化软食,保持大便通畅。

(8)化疗前,患者签署化疗同意书。选择静脉化疗时,护士责任心要强,选择好合适的静脉及方式,如中心静脉导管(CVC)或 PICC 置管等,化疗过程中加强巡视,并做好患者的相关教育。

(9)密切观察化疗引起的不良反应,及时报告医生给予对症处理。

6. 健康教育

(1)休息与活动指导:放、化疗期间,指导患者多休息,以减少消耗;放、化疗康复期,指导患者保持积极的心态,可适当参加身体锻炼,但应避免劳累;自我感觉不适时,以卧床休息为主,坚持室内运动及床上锻炼,防止发生肌肉萎缩及下肢静脉血栓。

(2)饮食指导:由于发热及放、化疗等因素,导致患者消耗大,食欲差,指导患者注意饮食的合理搭配和营养均衡。其营养原则为高热量、高蛋白、高维生素,避免刺激性食物,多饮水。做好特殊饮食的宣教,如应用门冬酰胺酶期间应遵医嘱低脂、低蛋白饮食,注意饮食卫生,忌食生冷、辛辣刺激食物。

(3)就诊指导:遵医嘱按时服药,定期复查;如出现发热、肿块或身体不适时及时就诊。

【预后】

1.霍奇金淋巴瘤的预后　HL 是化疗可治愈的肿瘤之一,其预后与组织类型及临床分期紧密相关。淋巴细胞为主型(包括 WHO 分类的 NLPHL 和 LRCHL)预后最好,5 年生存率可达 94.3%,但是 NLPHL 和 LRCHL 的预后差异有待进一步研究。淋巴细胞消减型最差,5 年生存率仅为 27.4%。HL 临床分期为 I 期与 II 期的 5 年生存率在 90% 以上,IV 期为 31.9%;有全身症状较无全身症状为差,儿童及老年人预后一般比中青年为差,女性预后较男性好。

国际上将七个因素综合起来,以评估患者的预后,包括性别、年龄、Ann Arbor 分期、白细胞计数、淋巴细胞计数、血红蛋白浓度、血清白蛋白水平。男性、年龄 ≥45 岁、Ann Arbor 分期为 IV 期、白细胞计数 $\geq 15 \times 10^9/L$、淋巴细胞绝对值 $< 15 \times 10^9/L$、血红蛋白 $< 105g/L$、人血白蛋白 $< 40g/L$ 中,具有上述 5~7 个因素的患者,5 年的无进展生存率只有 42%。

2.非霍奇金淋巴瘤的预后　临床上最常用而且已被证明有预后价值的风险评估系统是国际预后指数(international prognostic index,IPI)评分。该系统基于年龄(≤60 岁/ >60 岁)、Ann Arbor 分期(I ~ II 期/III ~ IV 期)、血清乳酸脱氢酶水平(小于正常/大于等于正常)、体力状态(PS 评分 <2 分/≥2 分)和结外累及部位的数量(≤1 个/ >1 个)五个因素,根据具有的预后因子的数量将患者分为低危、低中危、高中危、高危四类(表 5 –8)。

表 5 – 8　NHL 预后

预后	IPI 数	CR 率	2 年生存率	5 年生存率
低危	0 ~ 1	87%	84%	73%
低中危	2	67%	66%	50%
高中危	3	55%	54%	43%
高危	4 ~ 5	44%	34%	26%

随着诊断技术的进步,预后因素也会不断更新及完善。

第六章 浆细胞病患者的护理

第一节 概　述

浆细胞来源于 B 淋巴细胞，B 淋巴细胞由骨髓多能干细胞分化而来。正常情况下，浆细胞是合成和分泌多克隆免疫球蛋白。在病理情况下，单克隆浆细胞增殖，并伴有合成和分泌过量结构完全一致的单克隆免疫球蛋白或其多肽链亚单位（轻链/重链）的一种疾病。由于单克隆浆细胞的异常增殖导致正常的多克隆浆细胞受到抑制，正常多克隆免疫球蛋白的合成和分泌减少，导致各种浆细胞病的发生。浆细胞病临床分两大类：一类为良性浆细胞病，另一类为恶性浆细胞病。

1. 良性浆细胞病　主要有以下类型：

(1)意义未明的单克隆球蛋白增多症。

(2)反应性浆细胞病。

2. 恶性浆细胞病　主要有以下类型：

(1)浆细胞瘤：①孤立性浆细胞瘤；②髓外浆细胞瘤。

(2)多发性骨髓瘤。

(3)巨球蛋白血症。

(4)重链病。

(5)淀粉样变性。

(6)单克隆轻链和重链沉积病。

本章节将重点介绍多发性骨髓瘤及其护理的内容。

第二节　多发性骨髓瘤患者的护理

【概述】

多发性骨髓瘤(MM)是恶性浆细胞病最常见的一种类型，又称骨髓瘤，是骨髓内浆细胞克隆性增生的恶性肿瘤。其特征是单克隆浆细胞过度增生并分泌大量单克隆免疫球蛋白,从而引起溶骨性骨骼破坏、骨痛或骨折、反复感染、免疫功能异常、高黏血症、高黏滞综合征、贫血等,正常多克隆免疫球蛋白合成受抑制,尿中出现本周蛋白,引起肾功能不全的一系列临床表现。多发性骨髓瘤占血液系统恶性疾病的10%。在发达国家已经成为仅次于非霍奇金淋巴瘤的第二大常见血液系统恶性肿瘤。MM多发于中老年人,30岁以后发病率和死亡率均随年龄的增加而上升,发病高峰在欧美国家是70～80岁,在中国是50～60岁,男、女之比约为3:2。

【病因】

MM迄今为止还没有发现明确的病因,临床研究、流行性病学发现,可能与免疫系统功能降低、电离辐射、特殊的职业、暴露于某些化学物质、遗传因素、病毒感染、基因突变等有关。多发性骨髓瘤的发生可能是多种因素、多基因、多步骤改变共同作用的结果,两位以上的成员在一个家族中发生多发性骨髓瘤的现象并不常见。

【临床表现】

（一）骨髓瘤细胞对骨髓及其他组织器官破坏浸润的表现

1. 骨骼病变　溶骨性病变是MM的重要特征之一,90%以上的MM患者有骨骼破坏。溶骨性病变并非由瘤细胞直接侵蚀骨质引起,而是由瘤细胞和骨髓基质细胞分泌一些因子激活破骨细胞所致。

2. 骨痛　是本病的主要症状之一。早期为轻度短暂的,疼痛剧烈加重常提示病理性骨折。骨痛最常见部位为腰骶部,其次为胸肋骨、四肢长骨。

3. 髓外浸润　约20%患者可有肝、脾大,少数患者可出现浆细胞白血病。

4. 高钙血症和高尿酸血症　骨髓瘤细胞裂解导致高尿酸血症,溶骨性病变致血钙和尿钙升高。血钙水平超过正常高限2.74mmol/L,即为高钙血症,血尿酸升高>6.8mg/dL。

（二）骨髓细胞分泌大量M蛋白所引起的临床表现

1. 感染　急性细菌感染是MM首发表现,也是MM患者最主要的死因之一。由于M蛋白大量产生而使正常免疫球蛋白合成受抑制造成免疫缺陷,易发生呼吸道感染、尿路感染及败血症,且顽固不易治疗。

2.高黏滞血症　表现为头昏、视力障碍、耳鸣、手足麻木、肾功能不全,严重者发生意识障碍、充血性心力衰竭、呼吸困难等。

3.贫血及出血　由于骨髓瘤细胞的大量增殖造成血小板的减少。

4.肾脏损害　可作为首发表现,50%患者早期临床表现为蛋白尿、血尿、管型尿,甚至肾衰竭。也是 MM 的第二大死因。

5.淀粉样变性　发病率为 10%～25%,表现为乏力、水肿、体重下降、皮肤黏膜出血,以及舌、腮腺、肝、脾肿大。

【实验室检查】

1.血象　一般为正细胞正色素性贫血,但也有大细胞性贫血或小细胞低色素性贫血。HB 多在 70～100g/L,血沉明显增快,常达 80～100mm/h 以上,晚期有全血细胞减少的现象。

2.骨髓象检查　骨髓瘤细胞的出现是 MM 的主要特征,骨髓瘤细胞呈灶性分布,单个部位不一定检出骨髓瘤细胞,应做多部位穿刺确定瘤细胞。

3.血清异常单克隆免疫球蛋白的测量　单克隆免疫球蛋白增多引起的高球蛋白血症是本病的重要特征。血清蛋白电泳中的 80%可有单克隆 Ig 所形成的尖峰带(M 蛋白);免疫电泳结果可以确定单克隆免疫球蛋白类型,即 IgG 型、IgA 型、IgM 型、IgD 型、IgE、轻链型、双克隆、不分泌型等。

4.影像学检查　X 线检查在本病诊断上具有重要意义。可发现弥漫性骨质疏松、溶骨性病变、骨质硬化及病理性骨折。

5.尿常规检查　常发现有蛋白尿、镜下血尿,具有诊断意义的是尿中有本周蛋白,又称凝溶蛋白。

6.其他检查　高尿酸血症、高钙血症、高胆固醇血症、肌酐及血清尿素氮可增多,染色体异常,IL-6 和 IL-6 受体水平明显增高。

【诊断标准】

(1)骨髓中存在克隆性浆细胞或浆细胞瘤。

(2)血浆与尿中有 M 蛋白。

(3)有相关器官或组织损害(贫血、高钙血症、肾功能损害、骨质病变)。

(4)冒烟型骨髓瘤(血清 M 蛋白达到骨髓瘤水平,有 10%的克隆性浆细胞)。

【治疗】

1. MP 方案　由美法仑和泼尼松组成的 MP 方案适用于高龄患者(> 70岁)或有移植禁忌者,此方案缓和、耐受性好,可使 50% ~ 55% 的患者获得部分缓解(PR),但能达到 CR 患者只占 3%。随着沙利度胺(反应停)应用于临床,对于老年患者,MP + 反应停 CR 率可提高至 13% ,而不良反应没有增加,此方案已成为老年 MM 患者的标准治疗方案。

2. 联合化疗　VAD 方案由长春新碱 + 多柔比星 + 地塞米松组成,适合 < 40 岁、病情进展快、拟行干细胞移植者。它强调长春新碱、多柔比星持续静脉滴注 96h,该方案对 MM 初治患者有效率达 80% 。

3. 难治复发性多发性骨髓瘤　硼替佐米、沙利度胺联合 VAD 方案用于治疗难治复发性多发性骨髓瘤(MM)。

4. 自体造血干细胞移植(ASCT)的治疗　化疗诱导缓解后可进行自体造血干细胞的治疗,ASCT 是具有正常肾功能的年轻患者(< 65 岁)的标准治疗,可使 50% 的患者达到完全缓解。目前认为,ASCT 治疗骨髓瘤的最佳时机,初治者优先用 VAD 或其他新药联合方案治疗 3 ~ 4 个周期,然后用环磷酰胺 + G – CSF 动员,采集外周干细胞保存,再进行 ASCT。早期移植的优点是患者无须多次化疗,生活质量提高。

5. 放射治疗

(1)局部放疗:为了减轻疼痛,解除压迫症状,可采用单次或分次放疗。

(2)全身放疗:主要用于造血干细胞移植的预处理。

6. 骨髓瘤骨病的治疗　二磷酸盐类药物是治疗骨髓瘤骨病的主要药物。二磷酸盐可以减轻骨痛,减慢溶骨性破坏的进展,预防出现病理性骨折。目前推荐骨髓瘤患者有骨骼受累证据时开始二磷酸盐治疗。帕米膦酸二钠 90mg,每月 1 次;或唑来膦酸 4mg,每月 1 次,是目前二磷酸盐的标准治疗,推荐的疗程为 2 年。有肾功能受损患者(肌酐 > 3mg/dL)推荐使用氯磷酸二钠或伊班膦酸钠口服,对肾功能影响较小。

7. 其他治疗　如干扰素(IFN)治疗、免疫治疗、控制感染;高钙血症及高尿酸血症应给予大量水化治疗,保持尿量达 100mL/h;有症状的氮质血症者应做血液透析;严重贫血者可输注血液制品。手术治疗主要应用于胸椎、腰椎发生严重骨质破坏,有可能发生病理性骨折而导致截瘫者。

【主要护理问题】

1.贫血　与骨髓受浸润、破坏有关。

2.疼痛　与骨髓恶性细胞浸润骨骼和骨膜有关。

3.组织完整性受损　与血小板减少引起出血、低蛋白血症有关。

4.活动无耐力　与贫血、红细胞减少有关。

5.排尿异常　与肾功能不全有关。

6.有骨折的危险　与骨质破坏、骨质疏松引起病理性骨折有关。

7.有感染的危险　与机体免疫功能下降有关。

8.皮肤完整性受损的危险　与患者长期卧床局部皮肤受压过久引起褥疮有关。

【护理目标】

(1)患者贫血改善,体力增强,生活基本能够自理。

(2)患者疼痛缓解或无痛。

(3)患者未发生出血,出血能及时发现并处理。

(4)患者能叙述发生感染的危险因素,能有效地预防并及时发现感染,体温在正常范围。

(5)患者能掌握合适的活动限度,活动量增加时,缺氧症状减轻。

(6)患者肾功能恢复正常,每日尿量达1 500~3 000mL。

(7)患者未发生病理性骨折、受伤及意外。

(8)患者未发生褥疮。

【护理措施】

1.病情观察

(1)严密观察骨痛的部位、程度、性质。如某部位疼痛加重,可能发生病理性骨折,应及时处理。

(2)若患者出现厌食、食欲减退、恶心、呕吐、多尿,提示有发生高钙血症的可能。

(3)观察有无贫血及出血的临床表现,如面色苍白,活动后气促、心悸,牙龈出血,球结膜出血等。

(4)观察有无反复感染的症状,监测血象。

(5)定期检测肾功能,注意检测尿常规,密切观察有无尿频、尿痛及尿急。

2.休息与活动

(1)患者应睡硬板床加厚褥子,忌用弹性床。硬板床能使患者的骨骼、脊柱保持平直不弯曲,骨组织不会受到损伤,但对于疼痛的患者会加重其不适感,在硬板床上加厚褥子可降低骨隆突部皮肤所受的压力与摩擦力,使患者感觉舒适、柔软,可延长翻身的间隔时间,预防褥疮。

(2)告知患者不要做剧烈活动和转体、扭腰等动作。翻动患者时,动作要轻柔、用力均衡,并注意轴线翻身;避免推、拖、拉、拽患者,防止骨骼扭曲现象,引起翻身所致病理性骨折;避免摩擦、磨破患者的皮肤,以免形成褥疮;使患者身体位处于功能位置。

(3)骨质疏松患者避免长时间久站、久坐或固定一个姿势,防止负重发生变形。可适当活动,给予气压治疗以促进下肢血液循环,防止下肢发生血栓。外出活动时,应由家人陪伴防跌倒。

(4)卧床休息时应加床挡,防止意外摔伤,注意加强床旁护理,保持舒适卧位。

3.骨痛的护理

(1)耐心倾听患者主诉,用倾听、抚摸、安慰等方式使患者情绪稳定。

(2)准确评估疼痛等级:从患者的诉说、生理、行为方面综合评估。运用同情心,认同和理解患者对疼痛的反应。

(3)观察患者疼痛部位、形式、强度、性质、持续时间等,并做好记录。

(4)减少疼痛刺激,应避免因姿势不当造成肌肉、韧带及关节牵扯而引起疼痛,取舒适卧位。

(5)运用减轻疼痛的方法:①心理疗法:教会患者自我控制,由暗示性情境来分散对疼痛的注意力,减少紧张、焦虑、恐惧等心理因素对身体造成的影响,包括注意力分散法、呼吸控制法、音乐疗法、松弛技巧、引导想象法、自我暗示法等。②皮肤刺激法:如按摩、冷热敷、中医针灸、电刺激等。③药物止痛治疗:了解止痛剂的有效剂量及使用时间,选择合适的给药途径,正确预防其不良反应。使用有效地治疗多发性骨髓瘤,减少骨髓中异常细胞,减轻骨质破坏,从而缓解疼痛的药物,如唑来膦酸、帕米膦酸二钠等。

4.预防出血的护理

(1)告知患者引起出血的危险因素。

（2）告知患者不要用手挖鼻孔、耳道，不要用硬毛牙刷刷牙，指甲应短，不抓挠皮肤，不用力咳嗽、擤鼻涕和排便。

（3）男性不用刀片刮胡子，可使用电动剃须刀。

（4）进行各项操作时动作应轻柔，进行各种穿刺后延长按压时间，以不出血为宜。

5. 预防感染

（1）指导患者养成个人卫生习惯，注意手卫生，注意用物、用具清洁。

（2）保持病房环境整洁、干净，空气流通，定时开窗通风，每日对病房进行紫外线消毒。

（3）指导患者注意保暖，预防感冒，不去公共场合，细胞减少时佩戴口罩，避免交叉感染。

（4）合理使用抗生素，做护理操作时严格遵守无菌原则，骨髓受抑严重时，应采取保护性隔离。

（5）减少内源性细菌：指导患者每日用碳酸氢钠或生理盐水交替漱口，每晚用高锰酸钾坐浴20min，防止口腔及肛周感染。

（6）严密检测患者体温的变化，每日测体温4～6次，以及早发现感染征象。

6. 活动障碍的护理

（1）帮助患者在允许的范围内进行活动，鼓励患者下床活动，防止骨骼进一步脱钙，定时按摩四肢，进行气压治疗，促进血液循环，防止肌肉萎缩。

（2）患者活动时注意安全防护，防止跌倒、摔伤。

（3）长期卧床及下肢不能活动的患者，应每1～2h协助其变换体位，每日3～4次按摩下肢，做伸屈、外展、内收等被动性活动。

（4）受压部位皮肤给予泡沫敷料粘贴，减轻局部压力，预防压疮的发生。

7. 饮食指导　给予患者高维生素、高钙、高蛋白质、低钠饮食，同时增加摄水量，保证每日尿量在1 000～2 500mL。戒除烟酒，多摄取粗纤维食物，保持排便通畅，预防便秘。化疗期间不喝生水，直饮水煮沸后再喝。水果要洗净并削皮，不吃腐败变质食物、不洁食物，尤其注意不要生食或半生食海产品、水产品。食物（包括肉、鱼、蔬菜等）要彻底煮熟、煮透后再吃。不在"三无"（无营业执照、无卫生许可证、无健康体检证明）的路边露天饮食小摊点就餐。不吃卤制的熟肉、凉拌菜等，不吃不易清洗的水果（葡萄、草莓、枣、樱桃等）。粒细胞缺乏期进食高压灭菌食物。

8.心理护理　首先与患者建立信任的关系,了解患者的想法,鼓励患者讲出自己的恐惧、烦躁、焦虑、悲观的心理问题,鼓励患者学会自我保护,以积极态度对待疾病,保持情绪稳定,增强康复的信心,积极配合治疗。

9.健康教育指导

(1)向患者及其家属介绍多发性骨髓瘤的预防和基本知识,鼓励患者正确面对疾病,坚持治疗。

(2)协助患者制订活动计划,如慢步走、练气功等,避免剧烈活动。

(3)指导患者通过放松心情、情绪宣泄、分散注意力、局部皮肤按摩等方法来增加舒适感,以缓解情绪紧张和疼痛感。

(4)指导患者进食高营养、高热量、低蛋白易消化的食物,让患者及其家属了解多饮水的好处,鼓励患者多饮水,保持排尿通畅。

(5)指导患者睡硬板床加厚褥子,长期卧床者定时翻身预防褥疮。

(6)注意个人卫生,养成良好的卫生习惯,防止交叉感染。

(7)定期复查,遵医嘱按时服药,如有头晕、恶心、发热、骨痛等不适,及时就诊。

第七章 骨髓增生异常综合征患者的护理

【概述】

骨髓增生异常综合征(MDS)是一种造血干细胞获得性克隆性疾病,常同时或先后出现红细胞、粒细胞和巨核细胞的发育异常,导致进行性、难治性外周血红细胞、粒细胞及血小板减少。临床上主要表现为贫血、感染或出血,部分患者最后转化为白血病。1982年法英美(FAB)协作组命名为骨髓增生异常综合征。

【病因和发病机制】

1.病因 MDS分为原发性与继发性。原发性原因不明,常发于50岁以上老年人;继发性多发生于30~40岁,常与接触放射线、烷化剂、拓扑异构酶Ⅱ抑制剂类化疗药物有关,多伴发于浆细胞瘤、淋巴瘤等多种血液病恶性肿瘤。

2.发病机制 MDS发病机制尚未完全明确,通过大量研究证实MDS是源于骨髓造血干、祖细胞的克隆性疾病。在MDS发生发展过程中,导致病态造血,血细胞无效生成,而出现一系或多系血细胞减少及血细胞形态异常。患者骨髓微环境改变,如血管周围纤维化、基质纤维化、网硬蛋白增多、水肿、炎症反应及未成熟前体细胞骨髓位置异常等。

【分型】

1.FAB分型 FAB协作组于1982年根据血液学特点将MDS分为五型(表7-1)。细胞形态学的变化是本病诊断和FAB分型的主要依据。

表7-1 骨髓增生异常综合征 FAB 分型

MDS 分型	血象	骨髓象
难治性贫血(RA)	原始细胞 < 1%	原始细胞 < 5%
难治性贫血伴环状铁粒幼细胞(RARS)	原始细胞 < 1%	原始细胞 < 5%,环状铁粒幼细胞 >15%
难治性贫血伴原始细胞增多症(RAEB)	原始细胞 < 5%	原始细胞 5% ~20%
难治性贫血伴原始细胞增多症-转变型(RAEB-t)	原始细胞≥5%	原始细胞 20% ~30% ,可有 Auer 小体
慢性粒-单核细胞白血病(CMML)	原始细胞 < 5% ,单核细胞 >1 ×10^9/L	原始细胞 5% ~20%

2. WHO 分型　WHO 于 2008 年根据造血和淋巴组织肿瘤将 MDS 分为七型(表7-2)。

表7-2 骨髓增生异常综合征 WHO 分型

疾病类型	外周血	骨髓
难治性血细胞减少伴单系发育异常贫血(RCUD)	单系或两系血细胞减少,原始细胞 < 1%	单系发育异常(≥10%)原始细胞 < 5% 环状铁粒幼细胞 < 15%
难治性贫血伴环状铁粒(RARS)	贫血 无原始细胞	仅有红系发育异常 环状铁粒幼细胞≥15% 原始细胞 < 5% ,
难治性血细胞减少伴多系发育异常(RCMD)	血细胞减少(两系减少或全血细胞减少)原始细胞 < 1% 无 Auer 小体 单核细胞 < 1×10^9/L	髓系中≥2 个细胞系中发育异常细胞≥10% 原始细胞 < 5% 无 Auer 小体 环状铁粒幼细胞 < 15%
难治性贫血伴原始细胞增多症-1(RAEB-1)	血细胞减少 原始细胞 < 5% 无 Auer 小体 单核细胞 < 1×10^9/L	单系或多系发育异常 原始细胞 5% ~9% 无 Auer 小体
难治性贫血伴原始细胞增多症-2(RAEB-2)	血细胞减少 原始细胞 5% ~19% 有或无 Auer 小体 单核细胞 < 1×10^9/L	单系或多系发育异常 原始细胞 10% ~19% 有或无 Auer 小体
MDS,未能分类	血细胞减少 原始细胞≤1%	单系或多系髓细胞发育异常(< 10%)原始细胞 < 5%
MDS 伴单纯 del(5q)(5q-综合征)	贫血 血小板计数正常或减少 原始细胞 < 1%	巨核细胞数正常或增加,伴有核分叶 原始细胞 < 5% 无 Auer 小体

【实验室检查】

1. 血象及骨髓涂片　血象及骨髓象中血细胞形态和数量的异常变化是诊断的主要依据。血象中有全血细胞减少的病例占半数以上,部分病例仅为一系或两系血细胞减少。

2. 骨髓活检　与骨髓穿刺涂片相比,对估计骨髓内细胞的数量、增生程度更准确,也可以观察到骨髓内的组织结构、造血细胞的形态及其分布。

3. 骨髓细胞培养　细胞培养生长对预后判断有意义,生长方式可分为两类:一类为非白血病性,患者的中数生存期长,转化为急性白血病的比率低;另一类为白血病性,患者的中数生存期短,转变为急性白血病的比例高。

4. 骨髓染色体检查　染色体检查异常常见于30%~50%病例,在继发性的 MDS 中,比例更高,可达80%左右。常见的变化包括染色体全部或部分缺失,但异位较少。

5. 免疫学检查　许多患者可有多克隆性高球蛋白血症,血液中的淋巴细胞减少,T 细胞的功能异常,单核细胞与巨噬细胞的功能也有异常。

【临床表现】

原发性 MDS 多发于 50 岁以上的老年人;国外报道青少年及儿童少见,且多为继发性 MDS,可表现原发病的临床表现。绝大多数患者起病缓慢,早期以贫血表现为主,可有头晕、乏力、全身不适、活动后心悸或气促等症状。后期可有出血和反复感染。面色苍白最为多见,部分患者有皮肤淤斑、黏膜出血,肝脾大、淋巴结肿大不常见,少数患者有四肢关节疼痛或类似结缔组织病的症状。

【诊断要点】

(1)临床上出现贫血、发热等症状,血常规常见一系或两系以上血细胞减少,如血小板减少或中性粒细胞、单核细胞减少,全血细胞减少,可见病态造血的形态学异常。

(2)骨髓为增生性骨髓象,红系比例明显增加,有一系或两系甚至三系血细胞减少。骨髓活检可见 ALIP 及骨髓网硬蛋白增多改变。

(3)细胞遗传学,染色体检查可以发现异常的染色体,常见的有 5q -、

20q−、Y−、7号染色体异常等。

【治疗】

目前对 MDS 的治疗除造血干细胞移植外尚无有效的根治措施。治疗以降低疾病的相关并发症,改善生存质量和延长生存期为目标。治疗方法和措施主要有对症支持治疗、激素治疗、细胞因子治疗、诱导分化治疗、化疗、免疫治疗、造血干细胞移植等。

1. 对症支持疗法 是 MDS 的主要治疗手段之一,可静脉输注压积或洗涤红细胞改善贫血。对严重血小板减少并有明显出血倾向者可静脉输注血小板。有感染者应积极给予抗生素控制感染。

2. 激素治疗

(1)糖皮质激素:泼尼松。剂量 $1mg/(kg \cdot d)$,疗程 3 个月以上,有效率低于 10%。也可甲泼尼龙冲击疗法剂量 $1g/d$,连用 3d。

(2)雄激素:适用于伴有血细胞减少的 RA、RARS 及原始细胞比例低的RAEB 型。

1)司坦唑醇:剂量 $6 \sim 12mg/d$,疗程 $3 \sim 12$ 个月,有效率 20%。不良反应有肝功能受损、血清转氨酶升高。停药后大多能恢复正常。女性患者可有男性化、停经表现。

2)达那唑:为人工合成雄激素,有调节免疫的作用,剂量为 $600 \sim 800mg/d$,疗程 $3 \sim 6$ 个月。

3. 诱导分化治疗 目前疗效不肯定。

(1)沙利度胺治疗 MDS,剂量为 $50 \sim 100mg$,每晚 1 次。

(2)活性维生素 D_3:如骨化三醇 $2\mu g/d$ 口服,疗程至少 12 周。

(3)γ−干扰素:抑制骨髓增生异常综合征患者白血病克隆增殖,促进其分化,并通过免疫机制刺激造血因子分泌及增强造血祖细胞对生长因子的反应,剂量 100 万 ~ 300 万 U/d,疗程为 3 个月以上。

(4)免疫抑制剂:抗胸腺淋巴球蛋白(ATG)与环孢素通过抑制 T 淋巴细胞来调节骨髓增生异常综合征的免疫反应,促进骨髓增生异常综合征造血细胞生长。

4. 细胞因子

(1)粒细胞−巨噬细胞集落刺激因子(GM−GSF):$120\mu g/(m^2 \cdot d)$ 静脉

使用,持续 2 周,间隔 2 周,共 3 个疗程。不推荐长期单独使用。

(2)粒细胞集落刺激因子(G – CSF):2 ~ 10g/d 静脉使用,7 ~ 14d 为一个疗程。

(3)白细胞介素(IL – 3):250 ~ 500μg/(m² · d) 皮下注射,15d 为一个疗程。

(4)促红细胞生成素(EPO):开始时剂量较小,以后逐渐增大。初使用 250 ~ 500U/kg 皮下注射,每周 3 次,疗程 4 个月或更久。

(5)促血小板生成素(TPO):1μg/(kg · d) 皮下注射。主要用于血小板明显减少者。

5. 化疗常用的 HAG 方案　小剂量阿糖胞苷 10 ~ 20mg/(m² · d) 静脉注射或肌内注射,7d 为一个疗程。

【主要护理问题】

1. 有感染的危险　与成熟粒细胞减少有关。

2. 体温过高　与感染有关。

3. 活动无耐力　与贫血、全血细胞减少有关。

4. 焦虑　与本病预后差或久治不愈有关。

5. 组织完整性受损　与血小板减少致皮肤、黏膜、内脏出血有关。

6. 知识缺乏　缺乏与疾病相关的知识。

7. 自我形象紊乱　与化疗引起的不良反应、雄激素治疗有关。

【护理目标】

(1)患者在贫血时能掌握活动时间及活动量的注意事项,如有不适适当减轻。

(2)患者掌握发热时的注意事项和避免交叉感染的措施。

(3)患者能掌握血小板低时的注意事项及日常生活中预防出血的方法。

(4)患者及其家属了解疾病的相关知识和各种治疗药物的作用及不良反应,能基本掌握自我护理的方法。

(5)患者具备良好的心理及与疾病做斗争的思想。

(6)患者能正确认识自我形象的改变。

【护理措施】

1. 一般护理

(1)密切观察患者的阳性体征,倾听患者的主诉,如头晕、耳鸣、眼花、面色苍白,常与贫血的严重程度有关。患者出现头痛是颅内出血的先兆,需要密切观察生命体征,如伴有恶心、呕吐及神志的改变,要及时报告医生给予相应处理。观察患者排便、排尿颜色、性状,女患者观察其月经来潮情况,观察皮肤、口腔、肛门、会阴等处是否有潜在感染灶。

(2)饮食护理:①饮食应高蛋白、高热量、高维生素、清淡易消化,避免刺激性强、油炸、较硬的食物。②血小板低下伴有便秘者,给予芹菜、豆芽、韭菜等含粗纤维的蔬菜,必要时遵医嘱给予通便药物,如开塞露、乳果糖等,以免诱发颅内出血。③有消化道出血者暂禁食、水。④化疗期间给予清淡易消化饮食,并少量多餐,每天饮水 3 000mL 以上。

(3)生活护理:①预防感染的护理:保持病室清洁,定时通风,空气消毒1次/d,每次 1h,限制探视,加强陪护制度,注意防止交叉感染。白细胞低于 $2.5 \times 10^9/L$ 时嘱患者戴口罩。保持皮肤清洁,注意口腔卫生,每日三餐后使用复方氯己定含漱液和碳酸氢钠溶液交替漱口。女性月经期间应注意会阴部清洁卫生,勤更换内衣。每4h 检测一次体温,发热时及时报告医生处理,遵医嘱使用抗生素药物。②出血的护理:嘱患者行动要小心,避免碰伤、挤压皮肤和黏膜,忌抓挠皮肤。肌内注射或静脉穿刺后用消毒棉球压迫止血,时间应大于 10min 或以不出血为宜。鼻出血时可用 1% 麻黄碱棉球塞鼻,勿用手挖鼻痂。嘱其用软毛牙刷刷牙,忌用牙签剔牙。牙龈出血时,可用 8% 去甲肾上腺素液或冰盐水含漱。颅内出血、眼底出血时应减少活动,卧床休息,不要揉眼睛,以免加重出血。避免情绪激动,加强生活护理。出血伴高热时,进行物理降温,头戴冰帽,忌用乙醇进行擦浴。③保证患者充足的睡眠时间,提高睡眠质量,必要时遵医嘱给予药物。给予生活照顾,指导患者短时间床边活动,严防下地时突然跌倒或晕倒。

2. 治疗护理

(1)造血生长因子治疗的护理:用药后患者出现明显的发热、肌肉及关节疼痛,遵医嘱停药或给予必要的止痛药。嘱患者家属不要擅自用解热镇痛药,以免出现不良反应。

（2）雄激素治疗的护理:雄激素肌肉注射时应采用深部注射的方法,以免产生硬结。雄激素类药物治疗虽有较好的疗效,但起效缓慢,一般需要 3~6 个月才能见效,不良反应有痤疮、毛须增多、声音变粗、女患者停经伴男性化等。向患者解释停药后以上反应会消失,鼓励患者坚持治疗,不能自行停药,积极配合治疗。

（3）输血时严格执行"三查八对"制度,严格执行无菌原则和消毒隔离,输血时按照血液成分严格控制滴速,防止输液速度过快加重心脏负担,诱发心力衰竭。

（4）高热时,应遵医嘱用降温药物,避免使用影响造血功能的药物。给予物理降温,如冰块冷敷、温水擦浴等,忌用酒精。

（5）化疗的护理:化疗时应有计划地选用静脉,可从四肢远端向近心端依次选择合适的静脉并左右交替使用。给药时先用生理盐水建立通道,确保针头在静脉内再输注化疗药,化疗药输注完毕后,予生理盐水冲洗后再拔针。最好选用 PICC,以保护外周静脉,减少静脉炎的发生。化疗药物一旦外渗应及时处理,如冷敷 12~24h,用 20% 利多卡因溶液加地塞米松局部封闭,也可用磺酸黏多糖药膏厚涂局部,以 0.2cm 厚为宜,使血管收缩,减少药物向周围组织扩散,减轻疼痛。多数化疗药物有胃肠道反应,如食欲缺乏、恶心、呕吐、腹痛、腹泻等,化疗期间应给予患者清淡饮食,遵医嘱使用止吐及保护胃黏膜药物以减轻反应。

3. 心理护理　骨髓增生异常综合征病程长、治疗效果差,患者出现焦虑、恐惧、烦躁等情绪。护士应主动关心患者,多与患者沟通交流,尽量满足患者要求,时常对患者进行鼓励和安慰。护士应做好病情解释工作,尽量帮助患者解决实际问题,减少身心刺激,让患者处于安静、舒适的环境。获取患者的信任感及安全感,护士要认真倾听患者主诉,表示理解和同情。争取家属意见和支持,向患者讲解成功病例,使患者及其家属主动配合治疗,树立战胜疾病的信心。病情允许时让患者学会自我护理,培养良好的习惯。

4. 健康宣教

（1）疾病早期:表现为贫血,应给予清淡易消化、高热量、高维生素的饮食。自觉头晕,无心慌、耳鸣等症状,可适当下床活动,活动量要小,避免猛起、猛坐,以免晕倒或一过性意识丧失。自觉症状加重时,绝对卧床休息,适当在床上活动。

（2）疾病中、晚期:注意预防出血和感染。嘱患者勿剔牙、勿挖鼻,避免碰撞身体,保持排便通畅,忌食辛辣、油炸和刺激性、较硬食物。同时,保持个人卫生,保持病室清洁,注意开窗通风,每日 2 次,每次 30min,减少探视陪伴人员,避免交叉感染。指导患者如何预防出血和感染。

(3)化疗期间:应多饮水,以利于排毒;保持口腔、皮肤及会阴部的清洁,便后坐浴;密切监测体温变化,及早发现感染征兆。

(4)服药与就诊:按时服药,勿自行停药或减量,定期血液科门诊随访。根据自己的身体状况,可适当做一些户外运动,如散步、骑自行车、下棋等。当身体出现发热或出血等异常情况时,应及时就诊。

【特别关注】

(1)严密观察病情变化,对患者及其家属宣传疾病相关的保健护理知识,以及预防疾病复发等健康知识,并做好心理护理。

(2)对症护理:如贫血护理、出血护理、感染的预防。

(3)治疗护理:输血护理、化疗护理、雄激素治疗护理。

【前沿进展】

儿童 MDS 的治疗

对于儿童 MDS 的治疗应将造血干细胞移植(SCT)作为首选治疗方法。成人的 MDS 治疗策略仅适用极少部分有 7 号染色体单体或复杂染色体核型异常 RC 的患者。有资料表明,患儿在移植前是否接受强化疗及骨髓原始粒细胞的比例对患者移植后生存率和复发率并无影响。干细胞来源可为骨髓干细胞或外周血干细胞,预处理方案常采用白消安 16mg/kg,环磷酰胺 120mg/kg,美法仑 140mg/m² 。药物治疗,如免疫抑制药(环孢素、ATG)和 DNA 甲基化酶抑制药 (5 - 氮杂胞苷和地西他滨)。除有 ATG 治疗儿童 MDS 的少数报道以外,极少有其他药物用于儿童 MDS 的报道。

第八章　造血干细胞移植护理

【概述】

造血干细胞移植(HSCT)是指对患者进行越大剂量化疗、全身放疗(照射)和(或)免疫抑制预处理后,清除体内的肿瘤细胞,异克隆细胞,阻断发病机制,然后将正常供体或自体的造血干细胞(hematopoietic cell,HC)经血管回输给患者,使之重建正常的造血和免疫功能,从而达到治疗目的的一种治疗手段。

第一节　造血干细胞的分类

造血干细胞移植成功的关键在于输注足够的造血干细胞,使之重建造血免疫系统。造血干细胞不仅存在于骨髓,还存在于外周血、脐带血及胚胎肝等组织器官中。移植的种类根据造血干细胞的来源、免疫遗传学、供受者的血缘关系可分为:

1. 根据造血干细胞来源的不同分类

(1)外周血造血干细胞移植(PBSCT):指造血干细胞来源于供者外周血。

(2)骨髓移植(BMT):指造血干细胞来源于供者骨髓。

(3)脐血造血干细胞移植(CBSCT):指造血干细胞来源于供者脐带血。

2. 根据供者的不同分类

(1)同基因造血干细胞移植:①自体造血干细胞移植:是移植的造血干细胞来源于患者本身;②同卵双胞胎造血干细胞移植:一个卵子由一个精子受精后分为两部分,分别发育成两个胎儿,此为同卵双胞胎,即同基因双胞胎。

(2)异基因造血干细胞移植:①亲缘造血干细胞移植:造血干细胞来源于亲属关系;②非亲缘造血干细胞移植:造血干细胞来源于非亲缘但 HLA 高分辨相匹配者。

第二节 造血干细胞移植的适应证和禁忌证

1.异基因造血干细胞移植适应证

(1)慢性白血病。

(2)急性白血病。

(3)恶性淋巴瘤。

(4)重型再生障碍性贫血。

(5)骨髓异常增生综合征。

(6)多发性骨髓瘤。

(7)遗传性骨髓衰竭综合征。

(8)儿童严重的联合免疫缺陷。

(9)急性放射病。

(10)对放、化疗敏感的实体瘤。

2.自体造血干细胞移植适应证

(1)急性白血病。

(2)恶性淋巴瘤。

(3)对放、化疗敏感的实体瘤。

(4)自身免疫缺陷性疾病。

3.禁忌证

(1)65岁以上(非清髓性可放宽至65～70岁)。

(2)有严重心、肝、肾、肺等重要脏器功能损害者。

(3)有严重精神障碍者。

第三节 造血干细胞移植前准备

1.供者准备

(1)HLA配型。

(2)全面体格检查:供者血压、血型、身高、体重、脉搏、心脏彩超等。

（3）供者/自体造血干细胞动员。

（4）供者/自体减少外出，防止意外情况发生，保持身体健康状态。

（5）注意休息，保证睡眠，调整好情绪。

（6）加强营养，补充一些高蛋白、高热量、高维生素、富含铁和钙的食物。

（7）造血干细胞的采集：采集前查供者外周血造血干细胞 CD34$^+$ 细胞不应低于 $2.5 \times 10^6/kg$，骨髓有核细胞 $(0.5 \sim 5) \times 10^8/kg$，脐带血有核细胞 $2 \times 10^7/kg$。

（8）采集前干细胞供者的心理护理：首先，向供者介绍主管医生和护士姓名及病区环境，以消除其对医院环境的陌生感和恐惧感。其次，告知供者采集目的、采集过程，使供者及其家属消除疑虑，更好地配合干细胞的采集。再次，针对供者的其他顾虑给予解释和指导。

2. 受者准备

（1）HLA 配型。

（2）全面体格检查：患者血压、身高、体重、心脏彩超、肺功能等。

（3）预防感染的处理：清洁灌肠、常规药浴（1∶2 000 葡萄糖醋酸氯己定）。

（4）心理准备：签署移植同意书，告知其造血干细胞移植过程，减轻其恐惧心理。

（5）自体造血干细胞移植患者自体造血干细胞的采集和保存。

3. 移植环境准备　空气层流洁净室（LAFR）是造血干细胞移植过程中主要的环境保护装置。其主要分为四室，1、2 室为缓冲室，3 室为相对无菌室，4 室为百级空气层流洁净室。

（1）洁净消毒环境：第 1 遍用酸化水，第 2 遍用 75% 乙醇，第 3 遍用 2% 含氯消毒液擦拭。各室清洁度依次为：4 室→3 室→2 室→1 室，室内清洁顺序依次为屋顶→室内墙壁→室内摆放的物品→地面→回风口。

（2）物品的摆放：物品摆放于适当位置，并留有空隙，使喷洒消毒时充分接触物体表面。

（3）通风：开风机通风 48h。一是检查高效过滤器是否运作正常，二是充分过滤空气，使 3 室、4 室的空气洁净度在消毒前达到最高水平，消毒时关机。

（4）消毒：消毒前，应检查好所有物品是否完善、完好，功能是否正常。消毒时，房间应密闭，关闭风机等通风装置，以免影响消毒效果。消毒后通风，通风时间以消毒剂无刺激性为准。房间启封后所有物品、设施均应以 75% 乙醇擦拭，以消除消毒带来的微小尘粒。待空气检测合格后备用。若是新建病房，应连续空气消毒 2 次。方式为 1 : 1 000 葡萄糖醋酸氯己定溶液喷雾法。消毒后密闭 12 ~ 24h。

4. 患者的准备

(1)清除全身感染病灶,尤其注意外阴、口腔、咽喉、皮肤等处的感染病灶。感染未清除前,不可进入空气层流洁净室。

(2)皮肤准备:进入无菌层流室前 1 日剃头、洗澡。进入洁净室当日用 1 : 2 000 葡萄糖醋酸氯己定溶液药浴 30min。药浴时着重清洗肚脐、外耳道、外阴及肛周、皮肤褶皱处等。药浴后穿无菌病号服、隔离衣、脚套、戴无菌头套、手套,由护理人员搀扶进无菌层流室,换 4 室拖鞋,进入百级空气层流洁净室。入洁净室后再次更换一套无菌病号服。

5. 维持无菌层流室的方法

(1)病房卫生:用 1 : 2 000 含氯消毒液擦洗各室环境。病房清洁消毒顺序为 4 室每日擦拭墙面、地面及各个角落 2 次;3 室地面每日用消毒水擦拭地面 2 次,并随时保持环境整洁;2 室、1 室每日上午、下午各擦拭 2 次。

(2)患者所用的物品的更换:所有物品均需经过高压消毒灭菌,不能耐受高温的物品用 1 : 2 000 氯己定药水浸泡或环氧乙烷气体消毒法消毒。

(3)工作人员进入洁净室方法:洗手、更换分身隔离服、清洁五官(口腔、外耳道、鼻腔、眼睛)戴口罩和帽子,更换 2 室拖鞋→入 2 室。快速手消毒液消毒双手或用 1 : 2 000 葡萄醋酸氯己定药水浸泡 1 分钟,更换 3 室拖鞋→入 3 室。更换 4 室拖鞋、穿无菌隔离衣、脚套、戴无菌手套→入 4 室进行各项治疗和操作。

(4)各种物品进出洁净室方法:患者所有衣服、帽子、口罩等能耐受高温的物品均用高压灭菌法消毒,并采用双蒸发;不能耐受高温的物品用浸泡法或气体消毒法消毒。无菌包用两层包布包裹,每去一层包布依次进入 3 室 4 室。患者用过的污染物品放在塑料袋内系好袋口从 4 室污物出口送出即可。

【造血干细胞移植采集的护理】

(一)造血干细胞采集的种类

1. 骨髓的采集 一次性采集,为髂前、髂后上棘多位点穿刺采髓。采髓在硬膜外麻醉或全麻下进行,采集的骨髓用含有肝素的保养液保养,采集过程中要严格执行无菌操作。

2. 外周血造血干细胞的采集 外周血造血干细胞是通过细胞分离机多次采集动员后供者的静脉血而获得的。采集量为 15 ~ 220mL。自体外周血造血干细胞需在采集完毕后进行冷冻保存,异基因外周血造血干细胞在采集完后立即回输。

3.脐带血造血干细胞采集 应在手术室进行,采集的脐带血经冷冻处理后保存在 -196℃液态氮中,要求有核细胞数达到 $2 \times 10^8/kg$,CD34$^+$ $2 \times 10^6/kg$。

(二)外周血造血干细胞采集的护理

1.采集术前准备及护理

(1)心理护理:向供者介绍外周血干细胞采集术是通过专用机器及管路进行血液成分分离,其操作简便、安全。供者在采集前均要注射重组人粒细胞集落刺激因子(G - CSF)4.5d,使造血干细胞进入外周血液循环中,注射 G - CSF 后常见有低热、肌肉酸痛、乏力等不良反应。应向供者解释在停药后即恢复正常状态,对健康无影响,使其消除顾虑,配合干细胞采集。

(2)饮食指导:采集前一周,注意营养摄入,应用高蛋白、高钙、高热量、高维生素饮食。采集前晚和当日用低脂饮食,不吃肥肉和油炸食品等,以防血脂过高造成分离血细胞困难。

(3)其他准备:治疗前清洁穿刺部位皮肤,排空二便。

(4)物品准备:主要设备为血细胞分离机、专用管路,另备干细胞保存液、0.9%氯化钠注射液、葡萄糖酸钙注射液、血压计、听诊器、急救器材和药品。治疗盘内盛放皮肤消毒液、无菌棉签、创可贴、止血带、胶布。

2.采集中的护理

(1)静脉穿刺和护理:

1)穿刺时协助供者仰卧体位,并说明治疗中尽量不变换体位,如感觉疲劳,向护士说明,由护士协助调整肢体位置。

2)选择两处静脉穿刺部位(分别为采集通道和回输通道),以肘部粗而直的大静脉(头静脉、肘正中静脉)为宜,下肢静脉、颈静脉亦可作为回输通道。

(2)采集中的观察:

1)随时观察供者血压、脉搏、呼吸,以及穿刺部位有无痛感、肿胀,防止穿刺针头移位和脱出。

2)详细询问供者有无口唇麻干、手足抽搐、心慌等不适。其原因为枸橼酸钠的应用,降低了血清钙离子水平,可静脉补充钙剂或口服钙剂。

3)采集中可在供者采集侧上臂间断使用止血带或手握海绵芯子,反复一松一紧,以提高采集速度。

3. 采集后的护理

(1)穿刺点的护理:采集完毕,穿刺部位以无菌棉球按压 5min 以上,再用创可贴保护伤口。

(2)病情观察:采集后供者必须静卧 30min,继续观察脉搏、呼吸、血压,如自感不适须及时说明。

(3)饮食与休息:继续使用高营养饮食,避免剧烈运动并充分休息,采集术后 2～3d 复查血常规直到化验结果正常。

4. 不良反应及处理原则

(1)枸橼酸钠中毒:抗凝剂枸橼酸钠进入体内后,与血中钙离子结合引起血钙降低,引起口唇发麻、手足抽搐、心动过速。为防止出现上述情况,在采集过程中可同时给予 10% 葡萄糖酸钙注射液 50mL + 10% 葡萄糖注射液500mL 缓慢静脉滴注(40d/min)。

(2)头晕、恶心:其原因为供者紧张过度、饥饿、低血糖、体质虚弱或采集过快。应减慢采集速度,去枕平卧,解释原因消除其紧张心理。

(3)血肿:提高静脉穿刺成功率,拔针后针眼局部大面积按压 10min 以上,出现血肿可局部冷敷。

【造血干细胞移植的护理诊断及护理措施】

(一)造血干细胞移植预处理阶段的护理

1. 心理护理　入住层流室前,可带患者参观层流室,提供造血干细胞移植的相关信息,告知患者预处理的过程及作用;介绍其他患者的治疗经验,减少其心理负担,鼓励患者战胜化疗,渡过难关。

(1)在病房内准备必要的生活必需品,以利于患者保持正常生活规律。

(2)客观地向患者介绍移植过程中可能出现的不适、移植相关的并发症,使其能以最佳的心态接受治疗和护理。

(3)嘱家属、亲友给予支持和鼓励,建立良好的社会支持系统。

(4)理解、关心、支持患者,注意其心理及情绪的变化,及时疏导消除或缓解其紧张、焦虑、悲观等情绪反应。

(5)陪伴在患者身边,创造宁静的治疗环境,注意倾听患者的诉说,消除其孤独感,给予患者有力的心理支持。

(6)建立良好的护患关系,客观回答患者的提问。

2. 饮食护理　造血干细胞移植患者在预处理前一周至移植过程中均需无

菌饮食。无菌饮食是指经灭菌方法处理后不含任何微生物的食物。

3.预处理的护理

(1)指导患者多休息,以减少消耗。

(2)鼓励患者进食,保证营养摄入。食物以清淡、易消化、无刺激为宜;多饮水,每日 2 000 ~ 3 000mL,必要时给予静脉营养支持。

(3)病室保持整洁,空气流通,每周用 1:2 000 醋酸氯己定溶液喷洒消毒。

(4)加强患者皮肤、口鼻及会阴部的清洁,每周擦浴 2 次,每日口腔护理 3 次,便后坐浴。

(5)密切检测患者体温,及时发现感染征兆。

(6)遵医嘱检测血常规及肝肾功能变化。

(7)密切观察患者皮肤、黏膜有无出血表现。

(8)化疗前,患者在知情前提下签署化疗同意书;选择好合适的静脉通路,A. CVC;B. PORT;C. PICC。

(9)注意药物的不良反应,遵医嘱。

4.放疗的护理

(1)治疗前清洁皮肤,去除皮肤上的油脂及覆盖物;着宽松棉质内衣。

(2)放疗期间给予清洁易消化饮食,少食多餐。

(3)放疗结束后,及时给予腮腺胶原水胶体敷料覆盖,以减少腮腺炎的发生。

(4)放疗反应的护理,见表 8-1。

表 8-1　放疗反应的护理

	表现	处理
全身反应	全身无力、头昏、厌食、恶心、呕吐	指导患者在照射前 1h 勿进食,照射后静卧半小时,多饮水,每日 2 000 ~ 3 000mL。必要时给予止吐剂
骨髓抑制	白细胞、红细胞、血小板减少	每周查血常规 2~3 次,及时遵医嘱处理
皮肤反应	Ⅰ度:皮肤红斑、烧灼感、刺痒感、脱屑	皮肤避免接触乙醇、肥皂;注意保护皮肤,避免日光直接照射;局部可涂抹婴儿护肤品或用新鲜芦荟破开后外敷;皮肤有脱屑时不可用手撕剥
	Ⅱ度:皮肤充血、水肿、水疱形成并有渗出物	保持局部清洁,预防感染,充分暴露
	Ⅲ度:溃疡形成或坏死,难以愈合	定时换药(可用去腐生肌的新型敷料),预防感染

（二）造血干细胞移植术中的护理

1.骨髓造血干细胞输注过程中的护理

（1）输注前备好抢救物品和药品,检查输液是否通畅。

（2）新鲜骨髓液输注前倒置悬挂30min,目的是使骨髓液中的脂肪粒上浮,输注剩余5mL含脂肪粒的骨髓液时弃去,防止输入脂肪粒引起脂肪栓塞。

（3）输注开始时速度宜慢,观察20min后如无异常再快速输入,可达到500mL/h。骨髓液一般要求在1h内输注完毕。

（4）输注前测量患者体温、脉搏、呼吸、血压,输注过程中医护人员在床边严密观察,询问患者的感受。如有胸闷、气促、发绀、剧咳、发冷、寒战或心率>100次/min等变化,应及时给予吸氧,减慢输注速度,并报告医生,做进一步处理。

（5）输注骨髓液的同时开通另一静脉通道,输入鱼精蛋白,直至骨髓液全部输完。国产鱼精蛋白酶50mg可中和肝素5 000~62 500u,根据所用肝素的总用量,准确计算鱼精蛋白的用量。鱼精蛋白要单独静脉滴注,不能与其他药物配伍。

（6）输注完毕后,用适量生理盐水冲管。

（7）输注过程中,医护人员要在床边观察,保持管道通畅,连接紧密,严防渗漏。注意观察患者尿量、尿色,观察有无出血情况。

2.自体外周血造血干细胞输注的护理　自体外周血干细胞回输需将深低温冻存的造血干细胞从液氮取出,置于37~42℃水浴中迅速复温,再快速输注给患者。

回输时速度尽可能快,以患者不出现心慌、胸闷为标准,每袋回输10~15min,以免在室温中放置过久,造成干细胞的损失。

冷冻保存外周血干细胞中混有二甲基亚砜,输注到患者体内后,从其呼吸道排出,可闻到一种特殊的气味,此时可嘱患者张口呼吸,以便尽快排出二甲基亚砜,不必紧张。

3.异基因造血干细胞输注的护理

（1）当供者的外周血造血干细胞成功采集后即可回输入患者体内。

（2）回输前备好抢救物品和药品,检查输液是否通畅。

（3）输注前测量患者体温、脉搏、呼吸、血压,如有不适,应减慢输注速度,及时报告医生做进一步处理。

（4）全部输注完毕后用生理盐水冲管。

（5）输注前抽取1mL标本做细胞计数和淋巴细胞活性检测。

4.脐带血干细胞输注的护理　由于脐带血回输量较少,故除了应用静脉输注外还可采用静脉推注的方式进行造血干细胞的回输。其余同自体外周造血干细胞回输的护理要点。

（三）造血干细胞移植后全血细胞减少期的护理

1.造血干细胞移植患者低细胞期发热的护理

（1）休息:绝对卧床休息,减少体力消耗,保证充足的睡眠。

（2）密切监测生命体征,必要时遵医嘱予以吸氧。

（3）遵医嘱及时抽取高热时的血进行培养(中心静脉导管及外周血液抽取)。

（4）高热不退时可物理降温,并做好护理记录。

（5）遵医嘱及时调整抗生素的应用,做到现配现用,并严格按时间输入,保证疗效。

（6）给予患者高蛋白、高热量、高维生素、易消化的食物,并鼓励患者多饮水,促进血液循环、皮肤及肾脏的排泄,同时加强患者口腔护理。

（7）如患者输血后出现发热,应立即停止输血,保存血制品,做细菌学培养。同时,重新更换输血器,对患者大量补液,进行广谱抗生素及支持治疗。

2.造血干细胞移植患者口腔溃疡的护理

（1）指导患者加强漱口,尤其是进食后,并增加口腔护理的频率。

（2）如患者口腔内出现白色的溃疡面,遵医嘱予以锡类散局部喷于表面,以促进溃疡的愈合。

（3）如患者出现明显的疼痛,可遵医嘱予5%利多卡因加0.9%生理盐水100mL口腔含漱,以缓解疼痛。

3.造血干细胞移植患者腹泻的护理

（1）密切观察并记录患者大便的性状、次数、色、质、量,并观察有无伴随症状,如腹痛、腹胀等,及时留取标本做粪常规、潜血试验及粪培养。

（2）遵医嘱予以止泻药以缓解症状。

（3）遵医嘱予以肠外营养,保证患者营养。

（4）告知患者保持肛周皮肤完整的重要性,指导患者每日便后用1∶2 000的醋酸氯己定溶液坐浴,保持肛周皮肤的清洁。

（5）及时为患者更换床单位,保持床单位的清洁、平整,为患者提供舒适的环境。

4. 造血干细胞移植患者胃肠道反应的护理

(1)遵医嘱予以止吐药。

(2)指导患者预防及减轻恶心、呕吐的方法,如取半卧位、深呼吸等。

(3)食用清淡易消化的食物,避免进食油腻、不易消化的食物,可采用少量多餐的进食方法。

(4)提供色、香、味俱全的食物,以提高患者的食欲。

(5)为患者提供安静、整洁的进餐环境。

(6)必要时遵医嘱予以肠外营养支持治疗,严格无菌操作。

5. 造血干细胞移植患者出血的护理

(1)避免活动过度,防止身体受挤压或外伤,保证充足的睡眠,避免情绪激动。在患者发热、寒战、神志不清和虚弱的时候更应注意防护。

(2)鼓励患者进食高蛋白、高维生素、易消化软食或半流质食物,禁食过硬、粗糙的食物。保持大便通畅,解便时不可过度用力,必要时应用开塞露协助解便,避免腹内压增高引起出血。

(3)床单平整,被褥、衣裤轻软,各种穿刺后尽量缩短止血带使用的时间,避免皮肤摩擦及肢体受挤压而引起的出血。

(4)保持皮肤清洁,每日擦身,勤剪指甲,以免抓伤皮肤。

(5)进食前后要漱口,保持口腔清洁。

(6)进行各种注射治疗时应快速、准确,严格无菌操作,拔针后局部加压时间适当延长,并观察有无渗血情况。穿刺部位应交替使用,以防局部血肿形成。

(7)发生出血时,应定期检查出血部位,注意出血点、淤点、瘀斑的消长情况。

(8)遵医嘱输注辐照血小板、红细胞。

(9)严密观察患者有无出血症状,如出现皮肤出血点或淤斑、呕吐物潜血、血便、血尿、头痛、视物模糊、意识障碍等症状时及时向医生汇报。

(10)女性患者出现阴道出血时,应注意会阴部卫生,同时遵医嘱应用雌激素,不得间断,直至出血停止。

6. 造血干细胞移植患者感染的护理

(1)给予高维生素、营养丰富的消毒饮食。

(2)在为患者实施治疗及护理时,严格执行无菌操作。

(3)向患者告知中心静脉导管置管的重要性及置管期间的注意事项,避免用手触摸伤口表面,以免引起感染。

(4)遵医嘱予以细胞集落因子,促进细胞的生长。

(5)协助患者完成各项生活护理,保持全身皮肤的清洁、完整,尤其是皮肤皱褶处、口腔、鼻腔、肛周及会阴部,认真做好眼、耳、鼻护理,让患者勤漱口、坚持醋酸氯己定溶液坐浴,防止感染。

(6)为防止交叉感染,各个部位使用的毛巾必须分开使用,且每周高压灭菌消毒2次。

(7)预防早期感染,特别要注意检查有无慢性和潜在的感染病灶,发现后应该积极治疗,彻底清除。

(8)遵医嘱按时予以抗生素治疗,现配现用,保证药物的疗效;所有口服药片必须经紫外线臭氧机消毒,两面各照30min。

7.造血干细胞移植患者中心静脉导管的护理

(1)密切观察患者中心静脉导管穿刺处的情况,如局部出现红、肿、热、痛等炎症反应时,应及时记录,并做好交接班,必要时予以更换敷贴。

(2)每日更换中心静脉导管处敷贴,用0.5%碘伏进行消毒,并用透明敷贴覆盖,以便观察穿刺处的情况,妥善固定导管,防止导管的滑脱。

(3)每周做好中心静脉导管穿刺处的记录,如穿刺处有分泌物应及时清除。

(4)中心静脉导管穿刺处如有渗血应及时予以更换。

(5)输液器每24h更换一次,输液时需使用直径0.25μm的终端过滤器,以防止微生物的侵入。延长连接管尾端使用的正压接头,每周更换一次,如有血迹应及时更换。

(四)造血干细胞移植常见并发症的护理

1.间质性肺炎的护理　间质性肺炎(IP)是造血干细胞移植后的一种常见的严重并发症,约半数患者无感染依据。多数定义为"特发性肺炎综合征",部分与病毒(如CMV)等有关。

(1)IP患者初始阶段均有发热、干咳等轻度感冒症状,继而出现胸闷气促、呼吸困难、胸痛,重者有明显的呼吸窘迫症状;肺部X线胸片显示有不同程度的间质性病变,呈毛玻璃样改变;肺功能检查显示限制性通气功能障碍、肺弥散功能下降;动脉血气分析示低氧血症。

（2）保持室内空气清新,定时通风,注意保暖,少开空调。

（3）密切观察水、电解质及酸碱平衡状况。

（4）予以舒适体位。

（5）氧疗护理,防止低氧血症,严重患者需要机械通气支持。

（6）保持呼吸道通畅,指导患者有效排痰。

（7）保证充分休息,减少耗氧量。

（8）适当活动,以增加肺活量。

（9）用药护理:病毒相关者,使用抗病毒药物更昔洛韦或膦甲酸钠。用药应准确、及时,治疗期间指导每日饮水量 2 000mL 以上,补液量 2 500mL 以上。

2.肝静脉阻塞综合征(VOD)的护理 造血干细胞移植患者由于在预处理阶段接受大剂量的化疗和放疗,较容易发生肝静脉阻塞综合征,其多在移植后 30d 以内发生,尤其是第 6～20 日。

（1）观察及判断病情:造血干细胞移植后每日密切观察患者皮肤及巩膜是否黄染、肝脾是否肿大及腹部体征等;每日定时测体重;每周查肝肾功能 2～3 次。如果有以下 3 个条件之 2 项且无其他原因引起的肝损者,则判断为 HVOD:①肝大或肝区及上腹疼痛;②黄疸、血清总胆红素在 34.2μmol/L 以上;③发生腹水或不明原因体重增加基础值的 2% 以上者。

（2）VOD 患者腹水的处理:患者采取舒适的半卧位,每天清晨测量腹围和体重,每日准确记录液体出入量,观察排尿的颜色,检测尿比重。

（3）预防皮肤感染,防止受压部皮肤破损。

（4）饮食护理:给予低盐或无盐饮食,腹水严重者应限制每日的饮食、饮水量。血氨偏高或伴有脑病的患者应限制蛋白质的量或禁食蛋白质。

（5）VOD 伴脑病的护理:注意观察患者有无性格行为特征及睡眠习惯的改变,若有,则提示有脑病先兆。

3.出血性膀胱炎的护理 造血干细胞移植后合并出血性膀胱炎(hemor-rhagic)十分常见,临床变现多样,从镜下血尿、肉眼血尿,到合并血凝块,甚至引起肾衰竭和导致死亡。

（1）观察尿量、尿色,准确记录出入量。

（2）遵医嘱输注环磷酰胺解毒药。

（3）水化治疗:鼓励患者多饮水、24h 匀速补液。

（4）碱化尿液：遵医嘱输注碳酸氢钠，保护膀胱黏膜。

（5）遵医嘱留置导尿：按尿管护理常规进行护理。

4.移植物抗宿主病（GVHD）的护理　移植物抗宿主病是异基因造血干细胞移植术后最严重的并发症，由供体 T 细胞攻击受者同种抗原所致。急性 GVHD 发生于移植后 100d 内，100d 以后出现的则为慢性 GVHD。

（1）皮肤 GVHD 的观察护理：皮肤表现通常是急性 GVHD 最常出现的症状，应每日查看患者手掌（特别是大鱼际和小鱼际）、耳后、面部、颈部、脚心皮肤有无皮疹，准确记录皮疹范围、颜色的变化。禁冷、热敷，严重的表皮剥脱，可采取暴露疗法。

（2）肠道 GVHD 的观察护理：肠道症状是急性 GVHD 的主要症状，常在皮肤症状之后出现。应密切观察患者腹痛、腹泻情况，正确记录腹泻的次数、排便的性质及颜色，加强肛周护理，腹泻量大于每日 20mL/kg 时禁食，进行胃肠减压，静脉给予高营养液，补充能量。

（3）肝 GVHD 的观察护理：肝急性 GVHD 表现一般最后出现，临床上主要表现为肝功能异常，巩膜、皮肤黄染，指征为胆红素、谷丙转氨酶、碱性磷酸酶增高，其中胆红素为主要评价项目。

（4）口腔黏膜 GVHD 的观察护理：患者有不同程度的口腔溃疡，口腔和腭部的白条纹状改变，也有口腔黏膜红斑、进行性溃疡。注意口腔护理，保持清洁，漱口液中可加入表面麻醉剂。

（五）造血干细胞移植患者的健康宣教

1.休息与活动指导

（1）正常的作息生活可以消除疲劳、恢复充沛的精力、保证健康的恢复。即使在没有明显劳动的情况下，人体的各个器官也需要一定的休息，保证机体器官功能的协调，保持器官正常的生理功能，提倡患者保证足够睡眠，充分休息。

（2）随着疾病的恢复，可以适当进行体育锻炼，并逐渐增加活动量，患者可以根据自己的体力和精力适量运动。避免剧烈运动，以舒缓的运动为主，如打太极拳、静坐、竞走、慢跑，以刚出汗为宜。

（3）HSCT 后 1～2 年不宜从事重体力劳动。

2.饮食指导

（1）清淡、有营养，饮食易消化。

(2)食欲好转后提供高热量、富含维生素的食物。

(3)限制辛辣、刺激性强、坚硬食物。

(4)多饮水,每日应大于2 000mL。

(5)须经微波炉消毒灭菌。

3.服药指导

(1)遵医嘱坚持用药。

(2)讲解药物的剂量、用法及用药后可能出现的不良反应等。

(3)告诉患者及其家属合理用药的目的和不良反应,一旦出现发热、皮疹、腹泻等不适,应及时就医。

(4)应定期检测药物浓度。

4.预防感染

(1)减少探视,患者少去公共场所,避免接触易感人群。

(2)避免接触家畜和动物的分泌物。

(3)指导家属如何保持房间清洁,床上用品定时清洁、晾晒。

(4)经常洗手,注意个人卫生,保持皮肤清洁,注意保暖,避免着凉。

5.防止出血

(1)患者勿过度活动。

(2)勿用牙签剔牙,注意物品的清洁消毒。

(3)勿食过硬、带刺食物。

(4)保持排便通畅。

6.病情观察

(1)了解血常规的正常值,患者应遵医嘱查血常规,每周1～2次,直至血象恢复正常。

(2)识别感染的症状与体征,如有无咳嗽、咳痰,有无发热。

(3)皮肤的变化,皮肤有无黄染、出血点、皮疹出现。

(4)有无腹痛、腹泻。

(5)排便、排尿的颜色是否正常。

(6)就诊指导:遵医嘱按时服药,定期复查,如出现咳嗽、发热、腹泻、皮疹等不适时及时就诊。

第九章 骨髓穿刺术及骨髓活组织检查术

一、骨髓穿刺术

骨髓穿刺术(bone marrow puncture)是采集骨髓液的一种常用诊断技术,临床上骨髓穿刺液常用于血细胞形态学检查,也可用于造血干细胞培养、细胞遗传学分析及病原生物学检查等,以协助临床诊断、观察疗效和判断预后等。

【目的】

(1)采取骨髓进行骨髓象检查,协助诊断血液系统疾病、传染病及寄生虫病,以及作为某些遗传代谢性疾病和感染性疾病的辅助诊断;判断疾病预后及观察治疗效果。

(2)了解骨髓造血功能,作为应用抗癌药物及免疫抑制药物的参考。

(3)通过骨髓穿刺采集骨髓进行骨髓移植。

【适应证】

(1)各种血液系统疾病的诊断、鉴别诊断及治疗随访。

(2)协助诊断传染病及寄生虫、疟疾、败血症等。

(3)不明原因发热的诊断与鉴别诊断。

【禁忌证】

(1)凝血功能障碍的患者。

(2)穿刺部位局部感染的患者。

(3)血友病等出血性疾病患者。

【方法】

1.选择穿刺部位

(1)髂前上棘穿刺点:髂前上棘后 1~2cm 处,该处骨面平坦,易于固定,操作方便,危险性极小。

(2)髂后上棘穿刺点:骶椎两侧、臀部上方突出的部位。

(3)胸骨穿刺点:胸骨柄、胸骨体相当于第1、2肋间的部位。此处胸骨较薄,且其后有大血管和心房,穿刺时务必小心,以防穿透胸骨而发生意外。但由于胸骨的骨髓液丰富,当其他部位穿刺失败时,可进行胸骨穿刺。

(4)腰椎棘突穿刺点:腰椎棘突突出的部位。

2.体位　采用髂前上棘和胸骨穿刺时,患者取仰卧位;采用髂后上棘穿刺时,患者取侧卧位;采用腰椎棘突穿刺时,患者取坐位或侧卧位。

3.麻醉　常规消毒局部皮肤,操作者戴无菌手套,铺无菌洞巾。然后用2%利多卡因做局部皮肤、皮下和骨膜麻醉。

4.固定穿刺针长度　将骨髓穿刺针的固定器固定在适当的长度上。髂骨穿刺约为1.5cm,胸骨穿刺约为1cm。

5.穿刺　操作者左手拇指和示指固定穿刺部位,右手持骨髓穿刺针与骨面垂直刺入,若胸骨穿刺则应与骨面成30°~40°角刺入。当穿刺针针尖接触骨质后,沿穿刺针的针体长轴左右旋转穿刺针,并向前推进,缓缓刺入骨质,当突然感到穿刺阻力消失且穿刺针已固定在骨内时,表明穿刺针已经进入骨髓腔。如果穿刺针尚未固定,则应继续刺入以达到固定为止。

6.抽出骨髓液　拔出穿刺针针芯,接上干燥的注射器(10mL或20mL),用适当的力量抽取骨髓液。当穿刺针在骨髓腔抽吸时患者感到有尖锐酸痛,随即便有红色骨髓液进入注射器。抽取骨髓液一般为0.1~0.2mL,若用力过猛或抽吸过多,会使骨髓液稀释。若需要做骨髓液的细菌培养,应在留取骨髓液计数和涂片标本后,再抽取1~2mL,以用于细菌培养。

若未能抽出骨髓液,则可能是针腔被组织块堵塞或"干抽",此时应重新插上针芯稍加旋转刺针或再刺入少许。拔出针芯,如果针芯带有血迹,再次抽取即可取得红色骨髓液。

7.涂片　将骨髓液滴在载玻片上,做有核细胞计数和制备骨髓液涂片数张。

8.加压固定　骨髓液抽取完毕,重新插入针芯。左手取无菌纱布置于穿刺处,右手将穿刺针拔出,并将无菌纱布敷于针孔上,按压1~2min,无渗血后,再次消毒,盖上无菌纱布,胶布固定。

【注意事项】

(1)骨髓穿刺前应检查出血时间和凝血时间,有出血倾向者应特别注意,血友病患者禁止骨髓穿刺检查。

（2）骨髓穿刺针和注射器必须干燥，以免发生溶血。

（3）穿刺针针头进入骨质后要避免过大摆动，以免折断穿刺针。胸骨穿刺时不可用力过猛、过深，以防穿透内侧骨板而发生意外。

（4）穿刺过程中，如果感到骨质坚硬，难以进入骨髓腔时，不可强行进针，以免断针。应考虑为大理石骨病的可能，及时行骨骼 X 线检查，以明确诊断。

（5）做骨髓细胞形态学检查时，抽取骨髓液不可过多，以免影响骨髓增生的判断、细胞计数和分类结果。

（6）行骨髓液细菌培养时，须在骨髓涂片后，再抽取 1～2mL 骨髓液用于培养。

（7）由于骨髓液中含有大量的幼稚细胞，极易发生凝固，因此，穿刺抽取骨髓液后立即涂片。

（8）送检骨髓液涂片时，应同时附送 2～3 张血涂片。

二、骨髓活组织检查术

骨髓活组织检查术（bone marrow biopsy）是临床上常用的诊断技术，对诊断骨髓增生异常综合征、原发性或继发性骨髓纤维化症、增生低下型白血病、骨髓转移癌、再生障碍性贫血、多发性骨髓瘤等有重要意义。

【方法】

1.选择检查部位　骨髓活组织检查多选择髂前上棘或髂后上棘。

2.体位　采用髂前上棘检查时，患者取仰卧位；采用髂后上棘检查时，患者取患侧卧位。

3.麻醉　常规消毒局部皮肤，操作者戴无菌手套，铺无菌洞巾。然后进行局部皮肤、皮下和骨膜麻醉。

4.穿刺　将骨髓活组织检查穿刺针的针管套在手柄上，操作者左手拇指和示指将穿刺部位皮肤压紧固定，右手持穿刺针手柄以顺时针方向进针至骨质一定的深度后，拔出针芯，在针座后端连接上接柱（可为 1.5cm 或2cm），插上针芯，继续按顺时针方向进针，其深度达 1cm 左右，再转动针管360°，针管前端的沟槽即可将骨髓组织离断。

5.取材　按顺时针方向退出穿刺针，取出骨髓组织，立即置于 95% 乙醇或 10% 甲醛溶液中固定,并及时送检。

6. 加压固定　消毒穿刺部位,覆盖无菌纱布,按压 1～2min 后,胶布固定。

【注意事项】

(1)开始进针不要太深,否则不易取得骨髓组织。

(2)由于骨髓活组织检查穿刺针的内径较大,抽取骨髓液的量不易控制。因此,一般不用于吸取骨髓液做涂片检查。

(3)穿刺前应检查出血时间和凝血时间。有出血倾向者穿刺时应特别注意,血友病患者禁止骨髓活组织检查。

【护理】

1. 术前准备

(1)解释:向患者解释检查的目的、意义及操作过程,消除其恐惧心理,取得患者的配合。

(2)化验及药物过敏试验:查出血及凝血时间。若用普鲁卡因做局部麻醉,患者须做皮试。

(3)用物准备:按需备好骨髓穿刺包或骨髓活检包、2% 利多卡因、无菌手套、玻片、培养基、酒精灯、火柴、胶布等。

2. 术中配合　根据穿刺部位协助患者取适宜的体位,穿刺过程中注意观察患者的面色、脉搏、呼吸的变化,如发现患者精神紧张、大汗淋漓、脉搏加快等症状,应立即报告医生,停止穿刺,给予对症处理。

3. 术后护理

(1)解释:向患者说明术后穿刺处疼痛是暂时的,不会对身体有影响。

(2)观察:注意观察穿刺处有无渗血,如有渗血,立即更换纱布,压迫伤口至无渗血为止。

(3)保护穿刺处:指导患者 48～72h 不要沾湿穿刺处,保持穿刺外、纱布清洁干燥,防止伤口感染。

第十章　腰椎穿刺术

腰椎穿刺术(lumbar puncture)是通过穿刺第3、4腰椎或第4、5腰椎间隙进入蛛网膜下隙放出脑脊液(cerebrospinal fluid, CSF)的技术,主要用于中枢神经系统疾病的诊断和鉴别。

脑脊液是由侧脑室脉络丛产生的存在于脑室和蛛网膜下隙的无色透明液体,经室间孔进入第三脑室、中脑导水管和第四脑室,最后经第四脑室中间孔和两个侧孔流到脑和脊髓表面的蛛网膜下隙和脑池,通过脑脊液循环,保持动态平衡。正常情况下血液中的各种化学成分只能选择性地进入脑脊液中,这种功能称为血-脑脊液屏障(blood - brain barrier, BBB),当中枢神经系统发生病变时,BBB破坏和其通透性增高可引起脑脊液成分和压力的改变,通过腰椎穿刺脑脊液检查可了解这些变化。

【目的】

1. 诊断性穿刺

(1)检查脑脊液成分,了解脑脊液常规、生化(糖、氯化物和蛋白质)、细胞学、免疫学变化及病原学证据。

(2)协助确诊是否有血液或非血液系统疾病造成的中枢神经系统伤害。

(3)测定脑脊液压力。

(4)了解椎管内有无梗阻。

2. 治疗性穿刺　主要为注入药物或放出炎性、血性脑脊液。

【适应证】

1. 诊断性穿刺

(1)脑血管病:观察颅内压高低,脑脊液是否为血性,以鉴别病变为出血性或缺血性,帮助决定治疗方案。

(2)中枢神经系统炎症:各种脑膜炎、脑炎,如乙型脑炎、流行性脑膜炎、病毒性脑炎、结核性脑膜炎、真菌性脑炎等,可通过脑脊液检查加以确诊,并追踪治疗结果。

（3）脑肿瘤：脑脊液压力增高、细胞数增加、蛋白质含量增多有助于确诊，且脑和脊髓的转移性癌可能从中找到癌细胞。

（4）脑脊液循环障碍：如吸收障碍、脑脊液鼻漏等，可通过穿刺注入示踪剂，再行核医学检查，以确定循环障碍的部位。

（5）脊髓病变：通过脑脊液动力学改变及常规、生化等检查，可了解脊髓病变的性质，鉴别出血、肿瘤或炎症。

2. 治疗性穿刺

（1）缓解症状和促进恢复：颅内出血性疾病、炎症性病变和颅脑手术后的患者，通过腰穿引流出炎性或血性脑脊液。

（2）鞘内注射药物：如鞘内注射化疗药物，以预防和治疗恶性血液病对中枢神经系统的损害。

【禁忌证】

（1）穿刺部位皮肤和软组织有局灶性感染或有脊柱结核者，穿刺有可能将细菌带入蛛网膜下隙或脑内。

（2）颅内病变伴有明显颅高压或已有脑疝先兆，特别是疑有后颅凹占位性病变者。腰椎穿刺能促使或加重脑疝的形成，引起呼吸骤停或死亡。

（3）脊髓压迫症的脊髓功能处于即将丧失的临界状态。

（4）开放性颅脑损伤或有脑脊液漏者。

（5）明显出血倾向或病情危重不宜搬动者。

【方法】

（1）患者去枕侧卧，背齐床沿，屈颈抱膝，使脊柱尽量前屈，以增加椎间隙宽度。

（2）确定穿刺点，通常以双侧髂嵴最高点连线与后正中线交汇处为穿刺点，此处，相当于第3~4腰椎棘突间隙，有时也可在上一或下一腰椎间隙进行。

（3）常规消毒皮肤后戴无菌手套、盖洞巾，用2%利多卡因在穿刺点做皮内、皮下到椎间韧带的浸润麻醉。

（4）术者用左手固定穿刺点皮肤，右手持穿刺针以垂直背部、针尖稍斜向头部的方向缓慢刺入，成人进针深度4~6cm、儿童2~4cm。当针头穿过韧带与脑脊膜时,有阻力突然消失落空感。此时可将针芯慢慢抽出(以防脑脊液迅速流出,造成脑疝),可见脑脊液流出。

(5)放液前先接上测压管测量压力。正常侧卧位脑脊液压力为 70 ~ 180mmH₂O或40 ~ 50 滴/min。若继续做 Queckenstedt 实验,可了解蛛网膜下隙有无阻塞。即在测初压后,由助手先压迫一侧颈静脉约 10s,再压另一侧,最后同时按压双侧颈静脉。正常压迫颈静脉后,脑脊液压力会迅速升高一倍左右,解除压迫后 10 ~ 20s,迅速降至原来水平,称为梗阻实验阴性,提示蛛网膜下隙通畅;若压迫颈静脉后,不能使脑脊液压升高,则为梗阻实验阳性,提示蛛网膜下隙完全阻塞;若施压后压力缓慢上升,放松后又缓慢下降,提示有不完全阻塞。颅内压增高或疑有后颅窝肿瘤者,禁做此试验,以免发生脑疝。

(6)撤去测压管,收集脑脊液 2 ~ 5mL 送检;如需做培养时,应用无菌试管留标本。

(7)术毕,将针芯插入后一起拔出穿刺针,覆盖无菌纱布,并稍加压迫防止出血,再用胶布固定。

(8)术后患者去枕平卧 4 ~ 6h,以免引起术后低颅压头痛。

【注意事项】

(1)严格掌握禁忌证:凡疑有颅内压升高者必须先做眼底检查,如有明显视盘水肿或有脑疝先兆者,禁止穿刺。凡患者处于休克、衰竭或濒危状态及局部皮肤炎症、颅后窝有占位性病变均列为禁忌。

(2)穿刺时患者如出现呼吸、脉搏、面色异常等症状时,立即停止操作,并做相应处理。

(3)鞘内给药时,应先放出等量脑脊液,然后再等量置换药液注入。

【护理】

1. 术前护理

(1)评估患者的文化水平、合作程度及是否做过腰椎穿刺检查等,指导患者了解腰椎穿刺的目的、特殊体位、过程与注意事项,消除患者紧张、恐惧心理,征得患者及其家属的签字同意。

(2)备好穿刺包、压力表包、无菌手套、所需药品、氧气等,用普鲁卡因局麻时先做好过敏试验。

（3）指导患者排空大小便，在床上静卧 15～30min。

2. 术中护理

（1）指导、协助患者保持腰椎穿刺的正确体位。

（2）观察患者呼吸、脉搏及面色变化，询问有无不适感。

（3）协助患者摆放术中测压体位，协助医生测压。

（4）协助医生留取所需脑脊液标本，督促标本送检。

3. 术后护理

（1）指导患者去枕平卧位 4～6h，告知卧床期间不可抬高头部，以防穿刺后反应，如头痛、恶心、呕吐、眩晕等。

（2）观察患者有无头痛、腰背痛、脑疝及感染等穿刺后并发症。穿刺后头痛最常见，多发生在穿刺后 1～7d，可能为脑脊液量放出较多或持续 CSF 外漏所致颅内压降低。应指导患者多饮水，延长卧床休息时间至 24h，遵医嘱静脉滴注生理盐水等。颅压高的患者腰穿后要观察血压、脉搏和呼吸的变化，警惕脑疝的发生。

（3）保持穿刺部位的纱布干燥，观察有无渗液、渗血，告知患者 3d 内勿沾湿穿刺处。

第十一章　经外周静脉置入中心静脉导管的护理

一、概述

【定义】

经外周静脉置入中心静脉导管(peripherally inserted central catheter, PICC)是经外周静脉穿刺置入中心静脉导管,导管尖端最佳位置为上腔静脉的中下 1/3,可用于输注各种药物、输液、营养支持治疗及输血等,也可用于危重患者血液样本的采集。PICC 留置时间可长达一年,能为患者提供中长期的静脉输液治疗,减少频繁穿刺给患者带来的痛苦,且避免了刺激性药物对外周血管的损伤及化疗药物引起的局部组织坏死,解决了外周血管条件差患者的输液难题。

【适应证】

(1)抢救危重患者。

(2)需长期输液治疗或反复输注刺激性药物,如肿瘤化疗。

(3)需长期输注高渗性或高黏稠度液体,如长期肠外营养。

(4)应用输液泵或压力输液治疗。

(5)缺乏外周静脉通路。

(6)家庭病床的患者。

【禁忌证】

(1)插管途径或穿刺局部位近期有感染。

(2)已知或怀疑有菌血症或败血症。

(3)在预定插管部位或肢体既往有放射治疗史、静脉血栓形成史、外伤史或血管外科手术史,以及乳腺癌根治术后。

（4）有严重出血倾向。

（5）血管顺应性差。

（6）已有锁骨下静脉或经颈内静脉插管。

（7）对所使用的导管材料过敏。

（8）上腔静脉综合征。

二、置管方法

（1）核对确认置管医嘱，查看相关化验报告。

（2）确认已签署置管知情同意书。

（3）取舒适体位，手臂外展与躯干成45°～90°，测量置管侧的臂围和预置管长度，对患者需要配合的动作进行指导。

（4）以穿刺点为中心消毒皮肤，直径≥20cm，铺巾，建立最大化无菌屏障。

（5）用生理盐水预冲导管，检查导管完整性。

（6）在穿刺点上方扎止血带，按需要进行穿刺点局部浸润麻醉，实施静脉穿刺，见回血后降低角度进针少许，固定针芯，送入外套管，退出针芯，将导管均匀缓慢送入至预测量的刻度。

（7）抽回血，确认导管位于静脉内，冲封管后应选择透明或纱布类无菌敷料固定导管，敷料外应注明日期、操作者签名。

（8）通过X线片确定导管尖端位置。

（9）应记录穿刺静脉、穿刺日期、导管刻度、导管尖端位置等，测量双侧上臂臂围并与置管前对照。

PICC穿刺时应注意以下注意事项：①接受乳房根治术或腋下淋巴结清扫的术侧肢体、锁骨下淋巴结肿大或有肿块侧、安心脏起搏器侧不宜进行置管，患有上腔静脉压迫综合征的患者不宜进行置管。②宜选肘部或上臂静脉作为穿刺部位，避开肘窝、感染及有损伤的部位。③有血栓史、血管手术史的静脉不应进行置管；放疗部位不宜进行置管。

三、护理

【敷料及接头的更换】

保持穿刺部位的清洁干燥，穿刺后第1个24h更换无菌透明敷料，以后每

3～7d 更换 1 次。当患者出汗多、穿刺部位局部皮肤感染时,应缩短敷料更换时间。出现敷料污染、脱落、卷边时,随时更换。更换敷料时应严格进行无菌操作,揭去敷料时应顺着导管的方向从下往上撕,以免将导管拔出。

定期更换接头,一般每周更换 1～2 次,输注血液或肠外营养液须 24h 更换 1 次。

【冲管和封管】

(1)冲管的方法及注意事项:冲管注射器的选择:一般选择 20mL 注射器,禁止使用小于 10mL 的注射器给药及冲、封管。行 CT 或 MRI 检查时,禁止使用高压注射泵推注造影剂,因其可产生较大压力,如遇导管阻塞可导致导管破裂。

(2)冲管药液及量:采用生理盐水冲管,成人 20mL、儿童 6mL。

(3)冲管时机及要求:治疗期间输入化疗药物、氨基酸、脂肪乳等高渗、强刺激性药物或输血前后,应及时冲管。治疗间歇期每周到医院维护 1～2 次。

(4)冲管方法:采用脉冲式方法,即冲—停—冲—停,有节律地推动注射器的活塞,使盐水产生湍流以冲净管壁。

(5)封管方法及注意事项:肝素盐水封管液为 0～10U/mL,封管液量 2 倍于导管 + 辅助延长管容积,以正压式方法封管。

(6)冲管与封管应遵循 SASH 顺序:生理盐水(S)、药物注射(A)、生理盐水(S)、肝素盐水(H)。

【并发症的观察】

1. 穿刺时的并发症

(1)置管口渗血或水肿:避免肢体活动过速,若血小板过低,可局部冷敷或加压固定止血。

(2)送管困难:嘱患者放松,调整位置,减慢送管速度,局部热敷或边推生理盐水边送管。

(3)误伤动脉:立即拔除,局部加压包扎止血。

(4)导管异位:改变体位或用 5～10mL 生理盐水快速冲管,然后重新定位,确定在正常位置方可使用。

(5)心律失常:置管前测量长度,避免插入导管过长,必要时退出少许导管。

2. 留置期间的并发症

(1)穿刺部位渗血:多发生在穿刺后 24h 内。常因为肘关节伸屈活动,上肢支撑用力而导致穿刺点渗血。置管后应限制上肢用力和肘关节伸屈活动,嘱患者行前臂内旋和外旋活动。

(2)导管堵塞:为非正常拔管的原因之一。①血栓性堵塞:最常见,主要因封管方法不正确、冲管不及时或不彻底;患者血液黏稠性高,如老年人、糖尿病等,穿刺侧肢体活动度或冲管压力过大,造成局部血管内膜损伤,以至管腔内形成血凝块或血栓。因此,化疗患者在两个疗程之间的停药期间,应定期、规范冲洗导管,以防导管内血栓形成。②非血栓性堵塞:主要原因为导管打折、扭曲,药物结晶沉积或异物颗粒堵塞等。主要表现为输液速度变慢、冲管时阻力大。首先评估患者体位是否恰当、导管是否打折、用 10mL 注射器缓慢回抽有无回血或血凝块。如为血栓性堵管,根据病情用尿激酶溶栓,可取得较好的复通效果。切忌用暴力推注,以免引起导管破裂或栓塞。

(3)静脉炎:也是非正常拔管的主要原因之一,包括机械性损伤性静脉炎和感染性静脉炎两种。①机械性静脉炎:主要与穿刺插管时损伤有关,穿刺前选择型号合适的导管。②细菌性静脉炎:常与各种原因导致穿刺点感染而向上蔓延有关,有导致败血症的危险。

(4)静脉血栓的形成:在静脉炎病理基础上易形成静脉血栓,患者若出现插管侧臂、肩、颈肿胀及疼痛,应警惕。

(5)导管异位:颈内静脉最常见,主要与患者体位不当、经头静脉穿刺、血管变异等有关。为减少导管异位的发生,头静脉穿刺置管时,应注意当导管到达肩部时,嘱患者头转向穿刺侧手臂,下颌靠近肩部,以便导管顺利进入上腔静脉。

(6)导管相关血流感染:出现全身感染症状,而无其他明显感染来源,患者外周血培养及对导管半定量和定量培养分离出相同的病原体,应及时拔出导管,遵医嘱应用抗生素。

(7)导管脱出:与下列因素有关:①缺乏自我护理知识。②穿脱衣物时将导管拉出。③输液管道太短,以致患者改变体位时牵拉脱出。④导管固定不良。⑤更换贴膜敷料时操作失误带出导管。若导管不慎脱出,严禁将脱出体外部分再行插入;若脱出部分超过 5cm,该导管只能短期使用(<2 周),并考虑拔管。

（8）导管断裂：体外部分断裂，根据导管类型和断裂情况给予修复或拔除导管。体内部分断裂，患肢立即制动，用手指按压导管远端的血管或于腋部扎止血带，并立即联系介入科取出导管。

【健康宣教】

（1）保持穿刺处皮肤清洁干燥，若有渗血、渗液应立即更换敷料。

（2）置管侧手臂不可提重物，不可剧烈活动。

（3）脱衣服时先脱未置管侧，再脱置管侧，穿衣服时则相反。

（4）沐浴时用保鲜膜缠绕相应皮肤，以超过置管处敷料上下5cm紧贴皮肤为宜，不可盆浴，注意勿浸湿置管处敷料。

（5）若置管侧手臂红、肿、疼痛、臂围增粗，应立即告知医护人员或到医院就医。

（6）置管侧手臂不可测量血压。

（7）避免衣袖太紧，不可游泳。

（8）输液或卧床时避免长时间压迫置管侧肢体。

（9）定期进行导管维护：冲管、更换敷料及接头。

【特别关注】

（1）置管后导管相关血流感染与预防。

（2）PICC置管后血栓的预防。

（3）PICC置管后患者沐浴时对置管处的保护。

（4）PICC置管后带管出院患者的导管维护。

【知识拓展】

（一）改良Seldinger技术的应用

传统的Seldinger技术多用于中心静脉置管，而经过改良的Seldinger技术用于PICC，尤其是重症疑难患者，可减少患者的痛苦，维持必要的治疗。改良的Seldinger技术可明显地提高PICC置管的成功率。适用于肘部血管细、皮松血管滑的患者。

（二）超声引导下的Seldinger技术的应用

传统的PICC穿刺多用于肘部血管条件好，可见或可触及，穿刺部位在肘下两横指处的患者,而对于双肘部血管触摸不到或要求在上臂置管的患者,传统的方法就很困难,且不能保证穿刺的成功率。而超声引导下的 Seldinger 技术的应用,就可以解决这一问题,利用超声,可以清晰地看到上臂及肘部我们触摸不到的静脉的解剖结构、管壁、内径,可以在穿刺前对血管进行评估、选择和定位,获取更好的穿刺角度,减少对邻近动静脉和神经的损伤,提高穿刺的成功率。而且,在穿刺成功后可以便利地观察导管的位置和血流,有利于早期发现并发症并及时处理。这项技术大型医院已普遍应用。

（三）植入式静脉输液港

植入式静脉输液港是一种可以完全置入体内的闭合静脉输液系统,为长期输液治疗的患者提供可靠的静脉通道的静脉输液器材。可输注各种药物及输血等,同时还可用于血样采集。在手术室或层流室采用穿刺或静脉切开的方式,由锁骨中外 1/3 穿刺,将导管经锁骨下静脉送入上腔静脉,再将导管经皮下隧道与皮袋内的注射袋连接后将整个装置置入皮下。使用时只需使用无损伤针穿刺输液港底座,即可建立起输液通道。这样就可以减少反复静脉穿刺的痛苦和难度。同时,输液港可将各种药物通过导管直接输送中心静脉处,依靠局部大流量、高流速的血液迅速稀释和播散药物,防止刺激性药物对静脉的损伤。植入式静脉输液港还能减少长期化疗的患者反复进行穿刺的痛苦,只要进行一次简单的装置术,患者就不需要反复进行穿刺,而且术后不影响患者的日常生活。植入式静脉输液港可长期留置,维护间隔时间长,护理方便,感染率低,不影响日常生活工作,提高了肿瘤患者的生存质量。

附　录

静脉治疗护理技术操作规范

WS/T 433 – 2013

2013 年 11 月 14 日发布

2014 年 5 月 1 日实施

1. 范围

本标准规定了静脉治疗护理技术操作的要求。

本标准适用于全国各级各类医疗机构从事静脉治疗护理技术操作的医护人员。

2. 规范性引用文件

下列文件对于本文件的应用是必不可少的。凡是注日期的引用文件,仅注日期的版本适用于本文件。凡是不注日期的引用文件,其最新版本(包括所有的修改单)适用于本文件。

GBZ/T 213 血源性病原体职业接触防护导则

WS/T 313 医务人员手卫生规范

3. 术语和定义

下列术语和定义适用于本文件。

3.1　静脉治疗　infusion therapy

将各种药物(包括血液制品)以及血液,通过静脉注入血液循环的治疗方法,包括静脉注射、静脉输液和静脉输血;常用工具包括:注射器、输液(血)器、一次性静脉输液钢针、外周静脉留置针、中心静脉导管、经外周静脉置入中心静脉导管、输液港以及输液附加装置等。

3.2　中心静脉导管　central venous catheter

经锁骨下静脉、颈内静脉、股静脉置管,尖端位于上腔静脉或下腔静脉的导管。

3.3 经外周静脉置入中心静脉导管 peripherally inserted central catheter

经上肢贵要静脉、肘正中静脉、头静脉、肱静脉、颈外静脉(新生儿还可通过下肢大隐静脉、头部颞静脉、耳后静脉等)穿刺置管,尖端位于上腔静脉或下腔静脉的导管。

3.4 输液港 implantable venous access port

完全植入人体内的闭合输液装置,包括尖端位于上腔静脉的导管部分及埋植于皮下的注射座。

3.5 无菌技术 aseptic technique

在执行医疗、护理操作过程中,防止一切微生物侵入机体,保持无菌物品及无菌区域不被污染的技术。

3.6 导管相关性血流感染 catheter related blood stream infection

带有血管内导管或者拔除血管内导管 48 小时内的患者出现菌血症或真菌血症,并伴有发热(体温 >38℃)、寒战或低血压等感染表现,除血管导管外没有其他明确的感染源。实验室微生物学检查显示:外周静脉血培养细菌或真菌阳性;或者从导管段和外周血培养出相同种类、相同药敏结果的致病菌。

3.7 药物渗出 infiltration of drug

静脉输液过程中,非腐蚀性药液进入静脉管腔以外的周围组织。

3.8 药物外渗 extravasation of drug

静脉输液过程中,腐蚀性药液进入静脉管腔以外的周围组织。

3.9 药物外溢 spill of drug

在药物配置及使用过程中,药物意外溢出暴露于环境中,如皮肤表面、台面、地面等。

4. 缩略语

下列缩略语适用于本文件。

CVC:中心静脉导管(central venous catheter)

PICC:经外周静脉置入中心静脉导管(peripherally inserted central catheter)

PN:肠外营养(parenteral nutrition)

PORT:输液港(implantable venous access port)

PVC:外周静脉导管(peripheral venous catheter)

5. 基本要求

5.1 静脉药物的配置和使用应在洁净的环境中完成。

5.2 实施静脉治疗护理技术操作的医务人员应为注册护士、医师和乡村医生,并应定期进行静脉治疗所必需的专业知识及技能培训。

5.3 PICC 置管操作应由经过 PICC 专业知识与技能培训、考核合格且有 5 年及以上临床工作经验的操作者完成。

5.4 应对患者和照顾者进行静脉治疗、导管使用及维护等相关知识的教育。

6. 操作程序

6.1 基本原则

6.1.1 所有操作应执行查对制度并对患者进行两种以上方式的身份识别,询问过敏史。

6.1.2 穿刺针、导管、注射器、输液(血)器及输液附加装置等应一人一用一灭菌,一次性使用的医疗器具不应重复使用。

6.1.3 易发生血源性病原体职业暴露的高危病区宜选用一次性安全型注射和输液装置。

6.1.4 静脉注射、静脉输液、静脉输血及静脉导管穿刺和维护应遵循无菌技术操作原则。

6.1.5 操作前后应执行 WS/T 313 规定,不应以戴手套取代手卫生。

6.1.6 置入 PVC 时宜使用清洁手套,置入 PICC 时宜遵守最大无菌屏障原则。

6.1.7 PICC 穿刺以及 PICC、CVC、PORT 维护时,宜使用专用护理包。

6.1.8 穿刺及维护时应选择合格的皮肤消毒剂,宜选用 2% 葡萄糖酸氯己定乙醇溶液(年龄 <2 个月的婴儿慎用)、有效碘浓度不低于 0.5% 的碘伏或 2% 碘酊溶液和 75% 酒精。

6.1.9 消毒时应以穿刺点为中心用力擦拭,至少消毒两遍或遵循消毒剂使用说明书,待自然干燥后方可穿刺。

6.1.10 置管部位不应接触丙酮、乙醚等有机溶剂,不宜在穿刺部位使用抗菌油膏。

6.2 操作前评估

6.2.1 评估患者的年龄、病情、过敏史、静脉治疗方案、药物性质等,选择合适的输注途径和静脉治疗工具。

6.2.2 评估穿刺部位皮肤情况和静脉条件,在满足治疗需要的情况下,尽量选择较细、较短的导管。

6.2.3 一次性静脉输液钢针宜用于短期或单次给药,腐蚀性药物不应使用一次性静脉输液钢针。

6.2.4 外周静脉留置针宜用于短期静脉输液治疗,不宜用于腐蚀性药物等持续性静脉输注。

6.2.5 PICC宜用于中长期静脉治疗,可用于任何性质的药物输注,不应用于高压注射泵注射造影剂和血流动力学监测(耐高压导管除外)。

6.2.6 CVC可用于任何性质的药物输注、血流动力学的监测,不应用于高压注射泵注射造影剂(耐高压导管除外)。

6.2.7 PORT可用于任何性质的药物输注,不应使用高压注射泵注射造影剂(耐高压导管除外)。

6.3 穿刺

6.3.1 PVC穿刺

6.3.1.1 包括一次性静脉输液钢针穿刺和外周静脉留置针穿刺。

6.3.1.2 PVC穿刺应按以下步骤进行:

a)取舒适体位,解释说明穿刺目的及注意事项。

b)选择穿刺静脉,皮肤消毒。

c)穿刺点上方扎止血带,绷紧皮肤穿刺进针,见回血后可再次进入少许。

d)如为外周静脉留置针则固定针芯,送外套管入静脉,退出针芯,松止血带。

e)选择透明或纱布类无菌敷料固定穿刺针,敷料外应注明日期、操作者签名。

6.3.1.3 PVC穿刺时应注意以下事项:

a)宜选择上肢静脉作为穿刺部位,避开静脉瓣、关节部位以及有疤痕、炎症、硬结等处的静脉。

b)成年人不宜选择下肢静脉进行穿刺。

c)小儿不宜首选头皮静脉。

d)接受乳房根治术和腋下淋巴结清扫术的患者应选健侧肢体进行穿刺,有血栓史和血管手术史的静脉不应进行置管。

e)一次性静脉输液钢针穿刺处的皮肤消毒范围直径应≥5cm,外周静留置针穿刺处的皮肤消毒范围直径应≥8cm,应待消毒液自然干燥后再进行穿刺。

f)应告知患者穿刺部位出现肿胀、疼痛等异常不适时,及时告知医务人员。

6.3.2 PICC穿刺

6.3.2.1 PICC穿刺按以下步骤进行:

a)核对确认置管医嘱,查看相关化验报告;

b)确认已签署置管知情同意书;

c)取舒适体位,测量置管侧的臂围和预置管长度,手臂外展与躯干成45°～90°,对患者需要配合的动作进行指导;

d)以穿刺点为中心消毒皮肤,直径≥20cm,铺巾,建立最大化无菌屏障;

e)用生理盐水预冲导管,检查导管完整性;

f)在穿刺点上方扎止血带,按需要进行穿刺点局部浸润麻醉,实施静脉穿刺,见回血后降低角度进针少许,固定针芯,送入外套管,退出针芯,将导管均匀缓慢送入至预测量的刻度;

g)抽回血,确认导管位于静脉内,冲封管后应选择透明或纱布类无菌敷料固定导管,敷料外应注明日期、操作者签名;

h)通过X线片确定导管尖端位置;

i)应记录穿刺静脉、穿刺日期、导管刻度、导管尖端位置等,测量双侧上臂臂围并与置管前对照。

6.3.2.2 PICC穿刺时应注意以下事项:

a)接受乳房根治术或腋下淋巴结清扫的术侧肢体、锁骨下淋巴结肿大或有肿块侧、安装起搏器侧不宜进行同侧置管,患有上腔静脉压迫综合征的患者不宜进行置管;

b)宜选择肘部或上臂静脉作为穿刺部位,避开肘窝、感染及有损伤的部位;新生儿还可选择下肢静脉、头部静脉和颈部静脉;

c)有血栓史、血管手术史的静脉不应进行置管;放疗部位不宜进行置管。

6.4 应用

6.4.1 静脉注射

6.4.1.1 应根据药物及病情选择适当推注速度。

6.4.1.2 注射过程中,应注意患者的用药反应。

6.4.1.3 推注刺激性、腐蚀性药物过程中,应注意观察回血情况,确保导管在静脉管腔内。

6.4.2 静脉输液

6.4.2.1 应根据药物及病情调节滴速。

6.4.2.2 输液过程中,应定时巡视,观察患者有无输液反应,穿刺部位有无红、肿、热、痛、渗出等表现。

6.4.2.3 输入刺激性、腐蚀性药物过程中,应注意观察回血情况,确保导管在静脉内。

6.4.3 PN

6.4.3.1 宜由经培训的医护人员在层流室或超净台内进行配制。

6.4.3.2 配好的 PN 标签上应注明科室、病案号、床号、姓名、药物的名称、剂量、配制日期和时间。

6.4.3.3 宜现用现配,应在 24h 内输注完毕。

6.4.3.4 如需存放,应置于 4℃冰箱内,并应复温后再输注。

6.4.3.5 输注前应检查有无悬浮物或沉淀,并注明开始输注的日期及时间。

6.4.3.6 应使用单独输液器匀速输注。

6.4.3.7 单独输注脂肪乳剂时,输注时间应严格遵照药物说明书。

6.4.3.8 在输注的 PN 中不应添加任何药物。

6.4.3.9 应注意观察患者对 PN 的反应,及时处理并发症并记录。

6.4.4 密闭式输血

6.4.4.1 输血前应了解患者血型、输血史及不良反应史。

6.4.4.2 输血前和床旁输血时应分别双人核对输血信息,无误后才可输注。

6.4.4.3 输血起始速度宜慢,应观察 15min 无不适后再根据患者病情、年龄及输注血液制品的成分调节滴速。

6.4.4.4 血液制品不应加热,不应随意加入其他药物。

6.4.4.5 全血、成分血和其他血液制品应从血库取出后 30min 内输注,1个单位的全血或成分血应在 4h 内输完。

6.4.4.6 输血过程中应对患者进行监测。

6.4.4.7 输血完毕应记录,空血袋应低温保存 24h。

6.5 静脉导管的维护

6.5.1 冲管及封管

6.5.1.1 经 PVC 输注药物前宜通过输入生理盐水确定导管在静脉内；经 PICC、CVC、PORT 输注药物前宜通过回抽血液来确定导管在静脉内。

6.5.1.2 PICC、CVC、PORT 的冲管和封管应使用 10mL 及以上注射器或一次性专用冲洗装置。

6.5.1.3 给药前后宜用生理盐水脉冲式冲洗导管，如果遇到阻力或者抽吸无回血，应进一步确定导管的通畅性，不应强行冲洗导管。

6.5.1.4 输液完毕应用导管容积加延长管容积 2 倍的生理盐水或肝素盐水正压封管。

6.5.1.5 肝素盐水的浓度：PORT 可用 100U/mL，PICC 及 CVC 可用 0 ~ 10U/mL。

6.5.1.6 连接 PORT 时应使用专用的无损伤针穿刺，持续输液时无损伤针应每 7d 更换一次。

6.5.1.7 PORT 在治疗间歇期应至少每 4 周维护一次。

6.5.1.8 PICC 导管在治疗间歇期间应至少每周维护一次。

6.5.2 敷料的更换

6.5.2.1 应每日观察穿刺点及周围皮肤的完整性。

6.5.2.2 无菌透明敷料应至少每 7d 更换一次，无菌纱布敷料应至少每 2d 更换一次；若穿刺部位发生渗液、渗血时应及时更换敷料；穿刺部位的敷料发生松动、污染等完整性受损时应立即更换。

6.6 输液（血）器及输液附加装置的使用

6.6.1 输注药品说明书所规定的避光药物时，应使用避光输液器。

6.6.2 输注脂肪乳剂、化疗药物以及中药制剂时宜使用精密过滤输液器。

6.6.3 输注的两种不同药物间有配伍禁忌时，在前一种药物输注结束后，应冲洗或更换输液器，并冲洗导管，再接下一种药物继续输注。

6.6.4 使用输血器时，输血前后应用无菌生理盐水冲洗输血管道；连续输入不同供血者的血液时，应在前一袋血输尽后，用无菌生理盐水冲洗输血器，再接下一袋血继续输注。

6.6.5 输液附加装置包括三通、延长管、肝素帽、无针接头、过滤器等，应尽可能减少输液附加装置的使用。

6.6.6 输液附加装置宜选用螺旋接口,常规排气后与输液装置紧密连接。

6.6.7 经输液接头(或接口)进行输液及推注药液前,应使用消毒剂多方位擦拭各种接头(或接口)的横切面及外围。

6.7 输液(血)器及输液附加装置的更换

6.7.1 输液器应每24h更换1次,如怀疑被污染或完整性受到破坏时,应立即更换。

6.7.2 用于输注全血、成分血或生物制剂的输血器宜4d更换一次。

6.7.3 输液附加装置应和输液装置一并更换,在不使用时应保持密闭状态,其中任何一部分的完整性受损时都应及时更换。

6.7.4 外周静脉留置针附加的肝素帽或无针接头宜随外周静脉留置针一起更换;PICC、CVC、PORT附加的肝素帽或无针接头应至少每7d更换1次;肝素帽或无针接头内有血液残留、完整性受损或取下后,应立即更换。

6.8 导管的拔除

6.8.1 外周静脉留置针应72~96h更换一次。

6.8.2 应监测静脉导管穿刺部位,并根据患者病情、导管类型、留置时间、并发症等因素进行评估,尽早拔除。

6.8.3 PICC留置时间不宜超过1年或遵照产品使用说明书。

6.8.4 静脉导管拔除后应检查导管的完整性,PICC、CVC、PORT还应保持穿刺点24h密闭。

7. 静脉治疗相关并发症处理原则

7.1 静脉炎

7.1.1 应拔除PVC,可暂时保留PICC;及时通知医师,给予对症处理。

7.1.2 将患肢抬高、制动,避免受压;必要时,应停止在患肢静脉输液。

7.1.3 应观察局部及全身情况的变化并记录。

7.2 药物渗出与药物外渗

7.2.1 应立即停止在原部位输液,抬高患肢,及时通知医师,给予对症处理。

7.2.2 观察渗出或外渗区域的皮肤颜色、温度、感觉等变化及关节活动和患肢远端血运情况并记录。

7.3 导管相关性静脉血栓形成

7.3.1 可疑导管相关性静脉血栓形成时,应抬高患肢并制动,不应热敷、按摩、压迫,立即通知医师对症处理并记录。

7.3.2 应观察置管侧肢体、肩部、颈部及胸部肿胀、疼痛、皮肤温度及颜色、出血倾向及功能活动情况。

7.4 导管堵塞

7.4.1 静脉导管堵塞时,应分析堵塞原因,不应强行推注生理盐水。

7.4.2 确认导管堵塞时,PVC 应立即拔除,PICC、CVC、PORT 应遵医嘱及时处理并记录。

7.5 导管相关性血流感染

可疑导管相关性血流感染时,应立即停止输液,拔除 PVC,暂时保留 PICC、CVC、PORT,遵医嘱给予抽取血培养等处理并记录。

7.6 输液反应

7.6.1 发生输液反应时,应停止输液,更换药液及输液器,通知医师,给予对症处理,并保留原有药液及输液器。

7.6.2 应密切观察病情变化并记录。

7.7 输血反应

7.7.1 发生输血反应立即减慢或停止输血,更换输血器,用生理盐水维持静脉通畅,通知医生给予对症处理,保留余血及输血器,并上报输血科。

7.7.2 应密切观察病情变化并记录。

8. 职业防护

8.1 针刺伤防护操作按 GBZ/T 213 执行。

8.2 抗肿瘤药物防护

8.2.1 配置抗肿瘤药物的区域应为相对独立的空间,宜在Ⅱ级或Ⅲ级垂直层流生物安全柜内配置。

8.2.2 使用抗肿瘤药物的环境中可配备溢出包,内含防水隔离衣、一次性口罩、乳胶手套、面罩、护目镜、鞋套、吸水垫及垃圾袋等。

8.2.3 配药时操作者应戴双层手套(内层为 PVC 手套,外层为乳胶手套)、一次性口罩;宜穿防水、无絮状物材料制成、前部完全封闭的隔离衣;可佩戴护目镜;配药操作台面应垫以防渗透吸水垫,污染或操作结束时应及时更换。

8.2.4 给药时,操作者宜戴双层手套和一次性口罩;静脉给药时宜采用全密闭式输注系统。

8.2.5　所有抗肿瘤药物污染物品应丢弃在有毒性药物标识的容器中。

8.2.6　抗肿瘤药物外溢时按以下步骤进行处理:

a)操作者应穿戴个人防护用品;

b)应立即标明污染范围,粉剂药物外溢应使用湿纱布垫擦拭,水剂药物外溅应使用吸水纱布垫吸附,污染表面应使用清水清洗;

c)如药液不慎溅在皮肤或眼睛内,应立即用清水反复冲洗;

d)记录外溢药物名称、时间、溢出量、处理过程以及受污染的人员。

参考文献

[1]张之南,杨天楹,郝玉书.血液病学[M].北京:人民卫生出版社,2003.

[2]达万明,裴雪涛.现代血液病学[M].北京:人民军医出版社,2003.

[3]张之南,沈悌.血液病诊断及疗效标准[M].3版.北京:科学出版社,2011.

[4]颜霞.实用血液科护理及技术[M].北京:科学出版社,2008.

[5]尤黎明,吴瑛.内科护理学[M].5版.北京:人民卫生出版社,2012.

[6]方云,徐玉兰.血液系统危急重症患者护理及管理[M].北京:人民卫生出版社,2014.

[7]陈世伦,武永吉.多发性骨髓瘤[M].2版.北京:人民卫生出版社,2010.

[8]陈灏珠,林果为.实用内科学[M].13版.北京:人民卫生出版社,2011.

[9]张之南,郝玉书,赵永强,等.血液病学[M].2版.北京:人民卫生出版社,2012.

[10]徐星萍.血液科护理[M].北京:科学出版社,2010.

[11]杨建良,石远凯.淋巴瘤[M].北京:北京大学医学出版社,2007.

[12]鲁建春,冷亚美,刘霆.血液科护理手册[M].北京:科学出版社,2011.

[13]沈志祥,朱雄增.恶性淋巴瘤[M].2版.北京:人民卫生出版社,2011.

[14]王吉耀.内科学[M].2版.北京:人民卫生出版社,2014.

[15]万学红,卢雪峰.诊断学[M].8版.北京:人民卫生出版社,2014.

[16]高芳,骆秋芳.血液及造血系统疾病病人的护理[M].北京:中国协和医科大学出版社,2005.